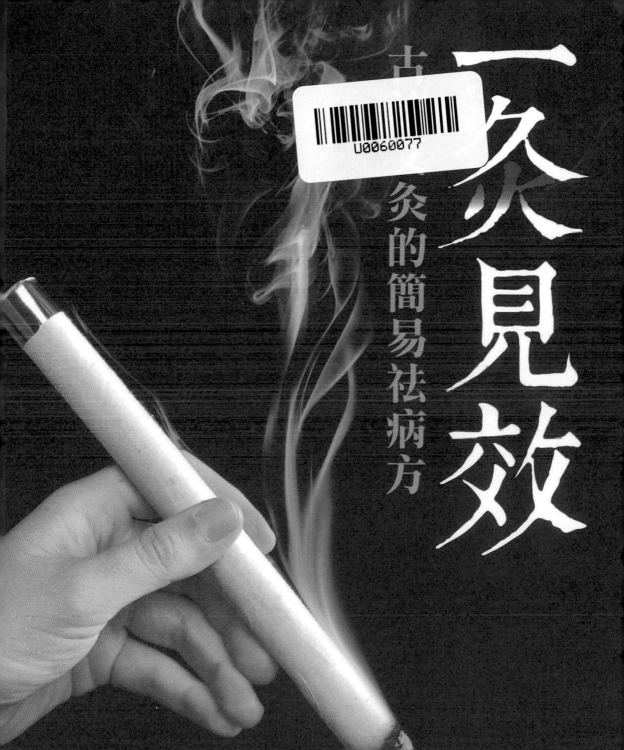

一灸見效

古灸的簡易祛病方

前　言

　　月子裡著涼怎麼辦？把艾條掰碎了泡腳就行。小寶寶著涼了最愛拉肚子，媽媽每天給他灸肚臍，寶寶的身體會越來越棒！如果老是覺著腰部涼涼的，就每天用艾罐灸命門穴15分鐘。五十歲以後每天艾灸足三里穴可以增強脾胃功能，預防各種疾病。

　　俗話說「家有三年艾，郎中不用來」。古人的養生方法真的超簡單：一團艾草、一個穴位，每天堅持十幾分鐘。艾的溫煦掃除了身體裡的寒濕，讓生命之火燒得旺旺的，健康就是這麼容易。

　　不少人對取穴又敬又怕不敢下手，本書一頁12張圖片連排：骨骼定位、快速取穴、灸法、增效療法看上去一目了然，彷彿老中醫手把手教導，想不會都難！

　　在艾灸之餘，本書還提供與病症相對應的極簡按摩和特效簡便方，平時按一按、捏一捏，同樣能夠減輕病痛。煮個粥、泡個茶就能治病與養生，何樂而不爲！

目　錄

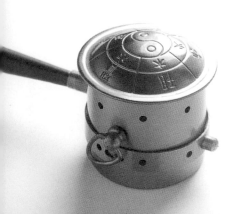

第一章　讓艾灸的溫暖驅走體內陰寒

第二章　古法艾灸一看就會

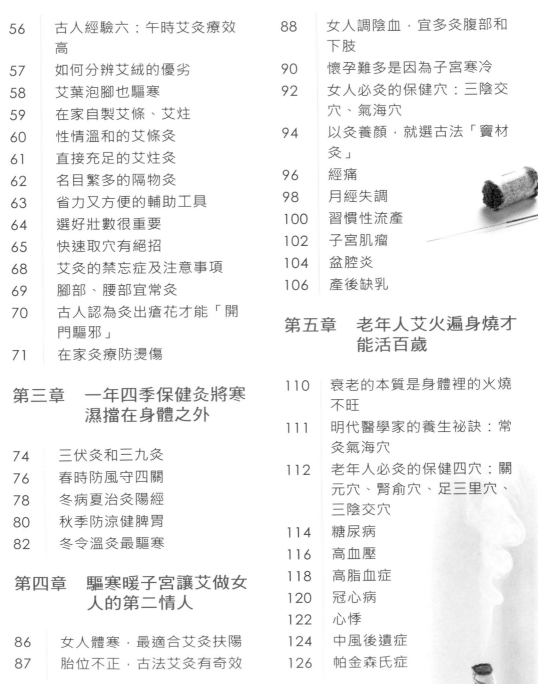

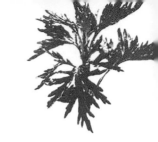

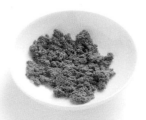

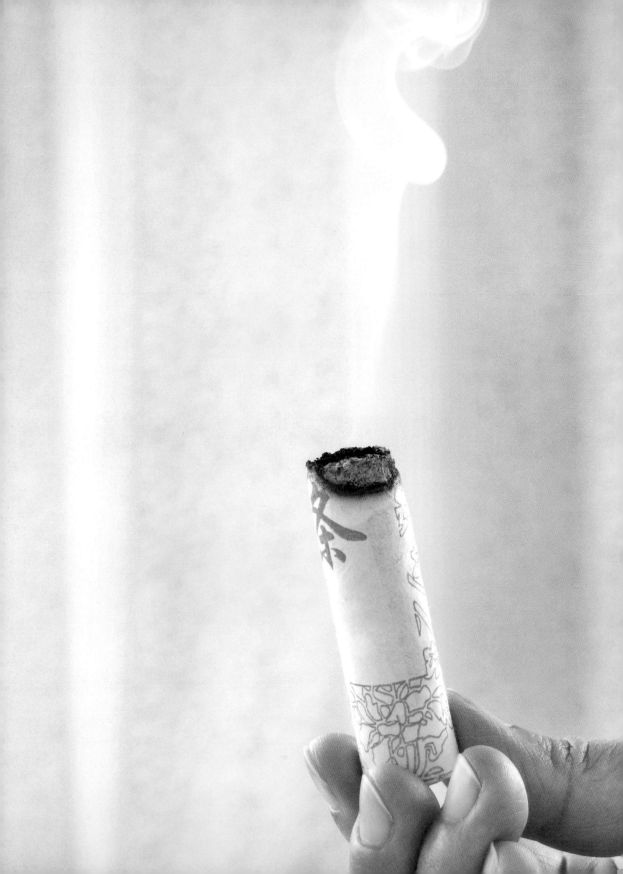

家庭常用穴位艾灸法

任脈

女性奼養的總管

　　起於小腹內胞中，下出會陰部，經陰阜，沿腹部正中線向上經過關元等穴，到達咽喉部，和督脈會合再上行環繞口唇，經過面部，進入目眶下的承泣穴，交於足陽明經，共有24穴位。任脈有統任全身各陰經的作用。「腹為陰，背為陽」，其脈氣與手足各陰經交會，故又稱「陰脈之海」，向後與督脈相連。故有調節陰陽及統任陰經的作用。

保養方法：溫和灸，10至15分鐘

重點保養穴：中脘、氣海、關元

適用病症：生殖泌尿系統疾病、呼吸系統疾病、上腹部消化系統疾病

主管臟腑：肺、脾、心、腎、肝

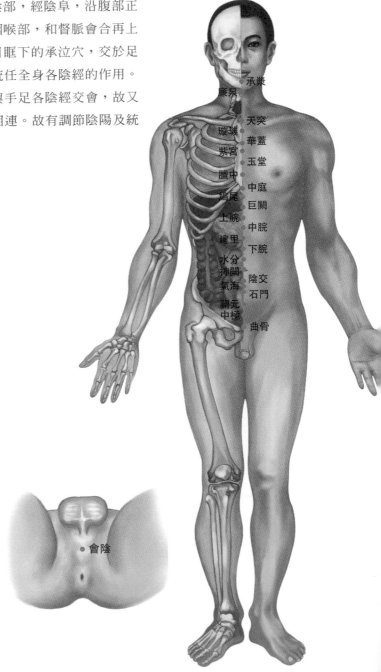

承漿

廉泉

天突

華蓋

璇璣
紫宮
玉堂

膻中
中庭

鳩尾
巨闕

上脘
中脘

建里
下脘

水分
陰交

神闕
石門

氣海
關元
中極

曲骨

會陰

常用穴	定位	針對病症	配伍	方法	時間
中級穴	在下腹部，肚臍中下 4 寸，前正中線上	頻尿、遺精、月經失調、經痛、盆腔炎、前列腺炎、夜尿症等	腎俞穴 關元穴 三陰交穴	迴旋灸	10 至 15 分鐘
關元穴	在下腹部，肚臍中下 3 寸，前正中線上	虛胖浮腫、月經失調、經痛、遺精、陽痿、不孕不育等	腎俞穴 三陰交穴	溫和灸	10 至 15 分鐘
氣海穴	在下腹部，肚臍中下 1.5 寸，前正中線上	小腹疾患、腸胃疾患、虛症遺精、月經失調等	腎俞穴 三陰交穴	溫和灸	10 至 15 分鐘
陰交穴	在下腹部，肚臍中下 1 寸，前正中線上	陰部多汗濕養、月經失調、血崩、帶下、腹瀉、腹脹等	腎俞穴 三焦俞穴 三陰交穴	溫和灸	10 至 15 分鐘
神闕穴	在臍區，臍中央	疲乏、面部皺紋、虛寒性的急慢性腸胃炎	內關穴 天樞穴 足三里穴	迴旋灸	10 至 15 分鐘
中脘穴	在上腹部，肚臍中上 4 寸，前正中線上	胃痛、嘔吐、腹脹、腹瀉、面色萎黃、神疲氣短、肥胖症	巨闕穴 下脘穴	迴旋灸	5 至 10 分鐘
上脘穴	在上腹部，肚臍中上 5 寸，前正中線上	胃脘疼痛、嘔吐、打嗝、消化不良、食欲不振、痢疾	巨闕穴 中脘穴	迴旋灸	5 至 10 分鐘
巨闕穴	在上腹部，肚臍中上 6 寸，前正中線上	胃痛、心痛、腹脹、腳氣、急性腸胃炎	中脘穴 下脘穴	迴旋灸	5 至 10 分鐘
中庭穴	在胸部，劍胸連合中點處，前正中線上	胸滿、噎膈、嘔吐、小兒吐乳	俞府穴 意舍穴	溫和灸	5 至 15 分鐘
膻中穴	在胸部，橫平第四肋骨間隙，前正中線上	黃褐斑、胸部平坦、乳汁分泌過少、乳房疼痛	乳根穴 少澤穴	溫和灸	3 至 7 分鐘
天突穴	在頸前區，胸骨上窩中央，前正中線上	咳嗽、哮喘、打嗝、聲音沙啞、咽喉有異物感	膻中穴	溫和灸	3 至 7 分鐘
承漿穴	在面部，頦唇溝的正中凹陷處	牙齒疼痛、聲音沙啞、口唇麻木、皰疹、口臭、流涎	風府穴	雀啄灸	3 至 7 分鐘

督脈

調節陽經氣血的總管

　　督脈起於小腹內，下出於會陰部，向後行於脊柱的內部，向上到達頸部的風府穴，進入腦內，到頭頂，沿前額下行鼻柱，共有29穴。督脈運行於人體後背，取其背後監督之意，總管一身的陽氣。督脈多次與手足三陽經及陽維脈相交會，與各陽經都有聯繫，所以對全身陽經氣血起調節作用，反映腦髓和腎的功能。督脈在咽喉和會陰部位與任脈相連。

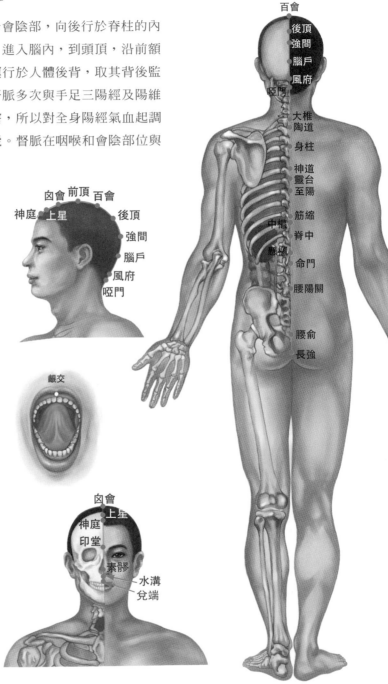

主管臟腑：大腸、胃、小腸、膀胱、膽

適用病症：泌尿生殖系統疾病、消化系統疾病、神經系統疾病

重點保養穴：命門、腰陽關

保養方法：溫和灸，10至15分鐘

百會
後頂
強間
腦戶
風府
啞門
大椎
陶道
身柱
神道
靈台
至陽
筋縮
脊中
中樞
懸樞
命門
腰陽關
腰俞
長強

囟會　前頂　百會
神庭　上星
後頂
強間
腦戶
風府
啞門

齦交

囟會
上星
神庭
印堂
素髎
水溝
兌端

常用穴	定位	針對病症	配伍	方法	時間
長強穴	在會陰區，尾骨下方，尾骨端與肛門連線的中點處	泄瀉、便祕、血便、痔瘡、脫肛、女陰搔癢、陰囊濕疹	百會穴 天樞穴 大腸俞穴	迴旋灸	10 至 15 分鐘
腰俞穴	在薦骨區，正對薦骨管裂孔，後正中線上	腹瀉、便祕、痔瘡、脫肛、月經失調、閉經	腎俞穴 環跳穴	雀啄灸	5 至 10 分鐘
腰陽關穴	在脊柱區，第四腰椎棘突下凹陷中，後正中線上	腰薦痛、下肢痿痺、遺精、陽痿、月經失調	腎俞穴 環跳穴 足三里穴	迴旋灸	10 至 15 分鐘
命門穴	在脊柱區，第二腰椎棘突下凹陷中，後正中線上	遺精、陽痿、不孕、腰脊痛、下肢痿痺	關元穴 三陰交穴	迴旋灸	10 至 15 分鐘
懸樞穴	在脊柱區，第一腰椎棘突下凹陷中，後正中線上	腹痛、腹脹、消化不良、泄瀉、腰脊痛	委中穴 腎俞穴	迴旋灸	10 至 15 分鐘
中樞穴	在脊柱區，第十胸椎棘突下凹陷中，後正中線上	腰背疼痛、嘔吐、腹脹、胃痛、食欲不振	命門穴 腰眼穴	迴旋灸	5 至 10 分鐘
至陽穴	在脊柱區，第七胸椎棘突下凹陷中，後正中線上	胃痛、胸脅脹痛、黃疸、腰背疼痛、心悸	風府穴	迴旋灸	5 至 10 分鐘
身柱穴	在脊柱區，第三胸椎棘突下凹陷中，後正中線上	氣喘、感冒、咳嗽、肺結核、腰脊痛、神經衰弱、牛皮癬	大椎穴 肺俞穴	雀啄灸	5 至 10 分鐘
大椎穴	在脊柱區，第七頸椎棘突下凹陷中，後正中線上	面部色斑、粉刺、皮膚過敏、頸椎症候群、肩背疼痛、發熱、中暑、咳嗽、哮喘	曲池穴 合谷穴	迴旋灸	5 至 10 分鐘
風府穴	在頸後區，枕外隆突直下，兩側斜方肌之間凹陷中	感冒、頸項強痛、眩暈、咽喉腫痛、中風	百會穴 太陽穴	迴旋灸	5 至 10 分鐘
百會穴	在頭部，前髮際正中直上 5 寸	頭痛、耳鳴、眩暈、發熱、失眠、脫髮、精神萎靡、腰膝酸軟	人中穴 內關穴	雀啄灸	3 至 7 分鐘
神庭穴	在頭部，前髮際正中直上 0.5 寸	失眠、頭暈、目眩、鼻塞、流淚、目赤腫痛	上星穴 睛明穴 太陽穴	雀啄灸	5 至 10 分鐘

手太陰肺經

氣息通暢的總管

　　起於胃部，向下聯絡大腸，回繞過來沿著胃上口，向上穿過橫膈膜，屬於肺臟，從肺與喉嚨和氣管相連接的地方出來之後，沿上臂內側向下，經過肘窩，最後直達拇指的末端，共11穴，左右共22穴。肺主氣、司呼吸，與皮膚問題等關係密切。

保養方法：迴旋灸，15分鐘

重點保養穴：中府、尺澤

適用病症：五官疾病、皮膚問題、呼吸系統疾病

主管臟腑：肺、大腸

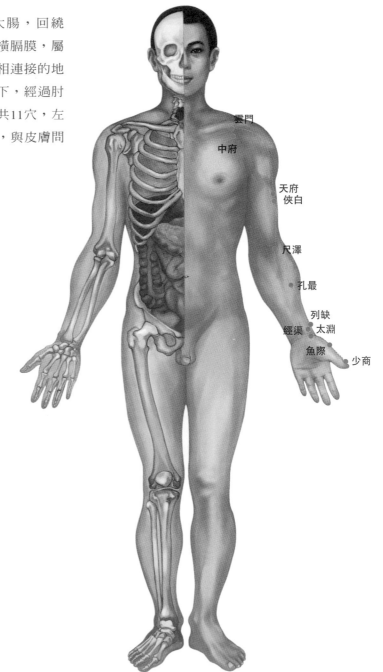

雲門

中府

天府
俠白

尺澤

孔最

列缺
經渠　太淵
魚際
少商

常用穴	定位	針對病症	配伍	方法	時間
中府穴	在胸部，橫平第一肋骨間隙，鎖骨下窩外側，前正中線旁開6寸	肺炎、哮喘、胸痛、肺結核、支氣管擴張	肺俞穴孔最穴	迴旋灸	10至15分鐘
雲門穴	在胸部，鎖骨下窩凹陷中，肩胛骨喙突內緣，前正中線旁開6寸	咳嗽、氣喘、胸痛、肩痛、肩關節內側痛	中府穴	迴旋灸	5至10分鐘
俠白穴	在臂前區，腋前紋頭下4寸，肱二頭肌橈側緣處	咳嗽、氣喘、乾嘔、肋間神經痛	大椎穴	雀啄灸	5至10分鐘
尺澤穴	在肘區，肘橫紋上，肱二頭肌腱橈側緣凹陷中	氣管炎、咳嗽、咯血、咽喉腫痛、過敏、濕疹、肘臂痙攣疼痛、膝關節疼痛	太淵穴太谿穴	迴旋灸	5至10分鐘
孔最穴	在前臂前區，腕掌側遠端橫紋上7寸，尺澤穴與太淵穴連線上	氣管炎、咳嗽、咯血、咽喉腫痛、肘臂痛、痔瘡	少商穴	雀啄灸	5至10分鐘
列缺穴	在前臂，腕掌側遠端橫紋上1.5寸，拇短伸肌腱與拇長展肌腱之間，拇長展肌腱溝的凹陷中	咳嗽、氣喘、頭痛、偏頭痛、咽喉痛、落枕	照海穴	迴旋灸	3至7分鐘
經渠穴	在前臂前區，腕掌側遠端橫紋上1寸，橈骨莖突與橈動脈之間	咳嗽、氣喘、咽喉腫痛、牙痛、無脈症	丘墟穴	雀啄灸	3至7分鐘
太淵穴	在腕前區，橈骨莖突與舟狀骨之間，拇長展肌腱尺側凹陷中	脈管炎、肺炎、心跳過速、乾癬	尺澤穴太谿穴	雀啄灸	3至7分鐘
魚際穴	在手外側，第一掌骨橈側中點赤白肉際處	咳嗽、哮喘、咳血、發熱、咽喉腫痛、失聲	少商穴孔最穴天突穴	迴旋灸	10分鐘左右
少商穴	在手指，大拇指末節橈側，指甲根角側旁開0.1寸（指寸）	咳嗽、咽喉腫痛、慢性咽炎、扁桃體炎、中風昏迷、小兒驚厥、熱病、中暑、感冒	中衝穴商陽穴	雀啄灸	3至7分鐘

手陽明大腸經

人體淋巴排毒的推動者

起自食指末端的商陽穴，沿食指內側向上，沿前臂外側進入肘外側的曲池穴，再沿上臂外側上行至肩部，直至與大椎穴相交，然後向下進入鎖骨上窩，聯絡肺臟，通過橫膈膜，屬於大腸，共20穴，左右共40穴。此經從手到頭，與消化、吸收以及排出廢物之器官的關係密不可分。

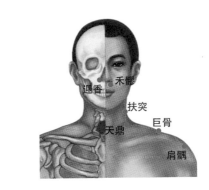

主管臟腑：大腸、胃、肺

適用病症：五官、咽喉、消化、皮膚等方面疾病

重點保養穴：手三里、曲池、合谷

保養方法：按摩以上穴位，每天3分鐘

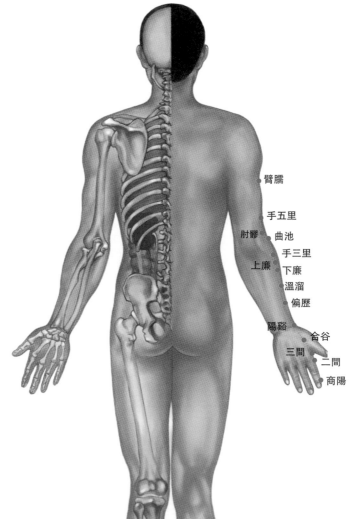

常用穴	定位	針對病症	配伍	方法	時間
二間穴	在手指，第二掌指關節橈側遠端赤白肉際處	牙痛、咽喉腫痛、鼻出血、目痛、腹脹	中府穴	雀啄灸	5 至 10 分鐘
合谷穴	在手背，第二掌骨橈側的中點處	外感發熱、頭痛目眩、鼻塞、牙痛、便祕、月經失調、蕁麻疹、昏迷、中風、脫肛、三叉神經痛、全身脹痛、過敏性鼻炎、咽喉腫痛、口腔潰瘍、面部神經麻痺耳聾、痤瘡、濕疹、牛皮癬、黃褐斑、酒糟鼻	太陽穴太衝穴	雀啄灸	5 至 10 分鐘
陽谿穴	在腕區，腕背側遠端橫紋橈側，橈骨莖突遠端，即解剖學「鼻煙窩」的凹陷中	頭痛、耳鳴、耳聾、牙痛、目赤腫痛	合谷穴	迴旋灸	3 至 7 分鐘
溫溜穴	在前臂，腕背橫紋上 5 寸，陽谿穴與曲池穴連線上	寒熱頭痛、面赤面腫、口舌痛、肩背疼痛、腸鳴、腹痛、流鼻血	合谷穴	雀啄灸	5 至 10 分鐘
下廉穴	在前臂，肘橫紋下 4 寸，陽谿穴與曲池穴連線上	眩暈、腹痛、上肢不遂、手肘肩無力	上廉穴足三里穴	雀啄灸	3 至 7 分鐘
上廉穴	在前臂，肘橫紋下 3 寸，陽谿穴與曲池穴連線上	腹痛、腹脹、腸鳴、上肢腫痛、上肢不遂	下廉穴足三里穴	雀啄灸	3 至 7 分鐘
手三里穴	在前臂，肘橫紋下 2 寸，陽谿穴與曲池穴連線上	腹痛、腹瀉、五十肩、上肢不遂、牙痛	三陰交穴	迴旋灸	5 至 10 分鐘
曲池穴	在肘區，尺澤穴與肱骨外上髁連線的中點處	感冒、外感發熱、咳嗽、氣喘、腹痛、脂肪肝、手臂腫痛、痤瘡、皮膚搔癢、濕疹、白斑、半身不遂	肩髃穴外關穴	迴旋灸	5 至 10 分鐘
肘髎穴	在肘區，肱骨外上髁上緣，髁上脊的前緣	肩、臂、肘疼痛，上肢麻木、拘攣	手三里穴	雀啄灸	3 至 7 分鐘
肩髃穴	在肩峰前下方，肩峰與肱骨大結節之間凹陷處	肩、臂疼痛、五十肩、肩痛、上肢不遂	少商穴中衝穴合谷穴	雀啄灸	5 至 10 分鐘

足陽明胃經

氣血之源，後天之本

　　起於鼻翼兩側的迎香穴，經過頸部支脈、胸腹部主幹、腹部支脈、小腿上的支脈到足部支脈，末於腳部中趾末端，一側45穴，左右共90穴。胃經屬於胃，聯絡於脾，運化氣血生成，包含了整個消化吸收功能，是人後天生存的能量和營養的來源，被稱爲「後天之本」。

保養方法：溫灸器灸，15分鐘左右	重點保養穴：足三里、天樞、豐隆	適用病症：五官、咽喉、消化、皮膚等方面疾病	主管臟腑：胃、脾

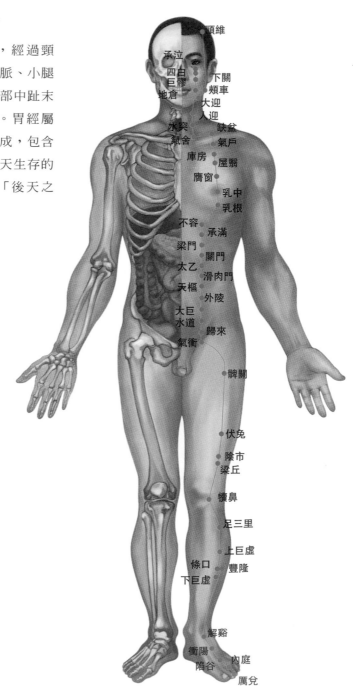

常用穴	定位	針對病症	配伍	方法	時間
承泣穴	在面部，眼球與眶下緣之間，瞳孔直下	目赤腫痛、視力模糊、白內障、口眼歪斜	太陽穴	雀啄灸	3至5分鐘
四白穴	在面部，眼眶下方的凹陷處，瞳孔直下	目赤痛癢、迎風流淚、白內障、面部神經麻痺	陽白穴 頰車穴	雀啄灸	3至5分鐘
下關穴	在面部，顴弓下緣中央與下頜裂縫之間凹陷處	牙痛、口眼歪斜、面痛、耳鳴	翳風穴	雀啄灸	3至5分鐘
乳中穴	在胸部，第四肋骨間隙，乳頭中央，前正中線旁開4寸	目瘤、癲癇、月經失調、產後乳少	乳根穴	迴旋灸	5至10分鐘
乳根穴	在胸部，乳頭直下第五肋骨間隙，前正中線旁開4寸	胸痛、胸悶、咳喘、乳汁不足、乳房腫痛	乳中穴	迴旋灸	5至10分鐘
梁門穴	在上腹部，肚臍中上4寸，前正中線旁開2寸	胃痛、嘔吐、腹脹、食欲不振、便溏、嘔血	公孫穴 內關穴	迴旋灸	5至10分鐘
滑肉門穴	在上腹部，肚臍中上1寸，前正中線旁開2寸	胃痛、嘔吐、腹脹、食欲不振、月經失調	足三里穴	迴旋灸	5至10分鐘
天樞穴	在腹部，橫半臍中，前正中線旁開2寸	嘔吐、腹脹、腸鳴、腹瀉不止、痢疾、便祕、口腔潰瘍、月經失調	足三里穴	溫和灸	10至15分鐘
歸來穴	在下腹部，肚臍中下4寸，前正中線旁開2寸	腹痛、不孕、閉經、陽痿、白帶過多	三陰交穴	雀啄灸	5至10分鐘
犢鼻穴	在膝前區，髕韌帶外側凹陷中	膝痛、腰痛、足跟痛、腳氣	陽陵泉穴 足三里穴	溫和灸	10至15分鐘
足三里穴	在小腿外側，犢鼻穴下3寸，犢鼻穴與解谿穴連線上	胃痛、嘔吐、腹脹、腹瀉、便祕、高脂血症、頭暈、鼻塞、癲癇、半身不遂、脾胃虛弱、貧血	中脘穴 梁丘穴	迴旋灸	10至15分鐘
上巨虛穴	在小腿外側，犢鼻穴下6寸，犢鼻穴與解谿穴連線上	腸胃炎、泄瀉、便祕、腹脹、高血壓	關元穴	迴旋灸	10至15分鐘
下巨虛穴	在小腿外側，犢鼻穴下9寸，犢鼻穴與解谿穴連線上	小腹疼痛、胃脘痛、胰腺炎、下肢浮腫	天樞穴 上巨虛穴	迴旋灸	10至15分鐘
豐隆穴	在小腿外側，外踝尖上8寸，脛骨前肌的外緣	鼻塞流涕、流鼻血、口歪	肺俞穴 尺澤穴	雀啄灸	5至10分鐘

足太陰脾經

運化精華,滋養氣血

　　從大腳趾末端開始,經內踝的前面,上小腿內側,沿脛骨後緣上行,進入腹部,屬於脾臟,聯絡胃,通過橫膈上行,連繫舌根,分散於舌下,共21穴,左右共42穴。脾的主要作用是運化,即吸收食物中的精華物質,轉化為氣血津液,通過心肺輸送至全身各臟腑組織,以供人體生命活動之需。

主管臟腑:脾、胃	適用病症:胃病、婦科、前陰病及經脈循行部位的病症	重點保養穴:陰陵泉、血海、三陰交	保養方法:溫灸器灸,每天15分鐘

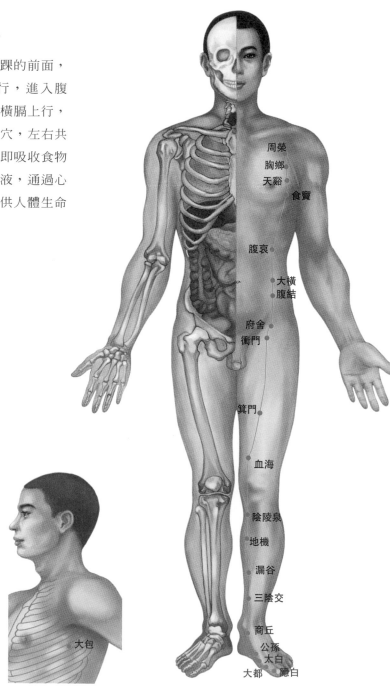

周榮
胸鄉
天谿
食竇
腹哀
大橫
腹結
府舍
衝門
箕門
血海
陰陵泉
地機
漏谷
三陰交
商丘
公孫
太白
大都　隱白

大包

常用穴	定位	針對病症	配伍	方法	時間
隱白穴	在足趾，大趾末節內側，趾甲根角側後方 0.1 寸（指寸）	經血過多、崩漏、腹脹、血便	脾俞穴 上脘穴	溫和灸	5 至 10 分鐘
大都穴	在足趾，第一蹠趾關節前下方赤白肉際凹陷中	腹脹、腹痛、嘔吐、便祕、胃痛、小兒驚厥	陽關穴 魚際穴	溫和灸	10 分鐘
太白穴	在蹠區，第一蹠趾關節後下方赤白肉際凹陷處	脾胃虛弱、胃痛、腹脹、腹痛、腰痛、腸鳴	中脘穴 足三里穴	迴旋灸	5 至 10 分鐘
商丘穴	在踝區，內踝前下方，舟骨結節與內踝尖連線中點的凹陷處	腹脹、腸鳴、痔瘡、雙腳無力、足踝痛	氣海穴	雀啄灸	5 至 10 分鐘
三陰交穴	在小腿內側，內踝尖上 3 寸，脛骨內側緣後際	脾胃虛弱、腹瀉、胃痛、經痛、月經失調、經血過多、小便不利、陽痿、失眠、糖尿病、更年期綜合症、白帶過多、前列腺炎、早洩	中極穴 足三里穴	迴旋灸	10 至 15 分鐘
地機穴	在小腿內側，陰陵泉穴下 3 寸，脛骨內側緣後際	腹脹腹痛、月經失調、遺精、糖尿病	公孫穴 三陰交穴	雀啄灸	5 至 10 分鐘
陰陵泉穴	在小腿內側，脛骨內側髁下緣與脛骨內側緣之間的凹陷中	腹痛、膝痛、水腫、遺尿、中風、失眠	膀胱俞穴	迴旋灸	15 分鐘
血海穴	在股前區，髕骨底內側端上 2 寸，股四頭肌內側頭的隆起處	腹脹、月經失調、經痛、貧血、皮膚搔癢、蕁麻疹、白斑、崩漏	曲池穴 合谷穴	雀啄灸	5 至 10 分鐘
腹結穴	在下腹部，肚臍中下 1.3 寸，前正中線旁開 4 寸	腹瀉、便祕、脅肋痛、打嗝、疝氣	氣海穴 天樞穴	溫和灸	10 至 15 分鐘
大橫穴	在腹部，臍中旁開 4 寸	腹脹、腹痛、痢疾、泄瀉、便祕、高脂血症	天樞穴 足三里穴	迴旋灸	10 至 15 分鐘
天谿穴	在胸部，第四肋間隙，前正中線旁開 6 寸	胸部疼痛、咳嗽、胸脅脹痛、乳房腫痛	中脘穴	雀啄灸	5 至 10 分鐘

手少陰心經

主神明，司意識，掌管人體生死

　　起於心中，出屬「心系」（心與其他臟器相聯繫的部位），向下通過橫膈膜，聯絡小腸。上行支脈與腦和眼相連；外行主幹經肺部到腋下，沿上臂內側，行於手太陰、手厥陰的後面，到達肘窩，沿前臂內側後緣，最後進入手掌內後邊，出於小指內側末端，共有9穴，左右共18穴。此脈掌管血脈及推動血脈循環，主治心、胸以及神志病。

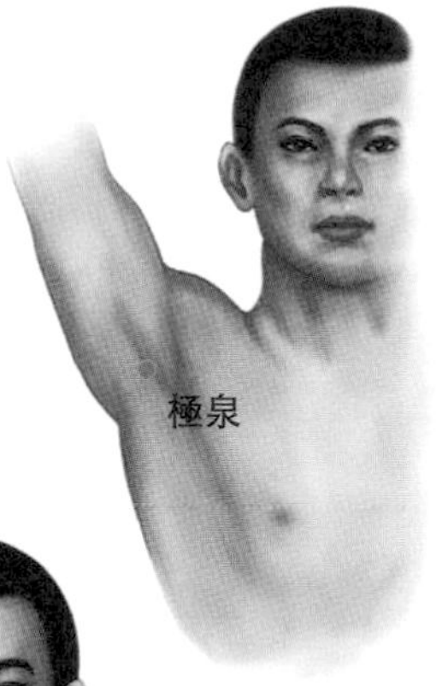

極泉

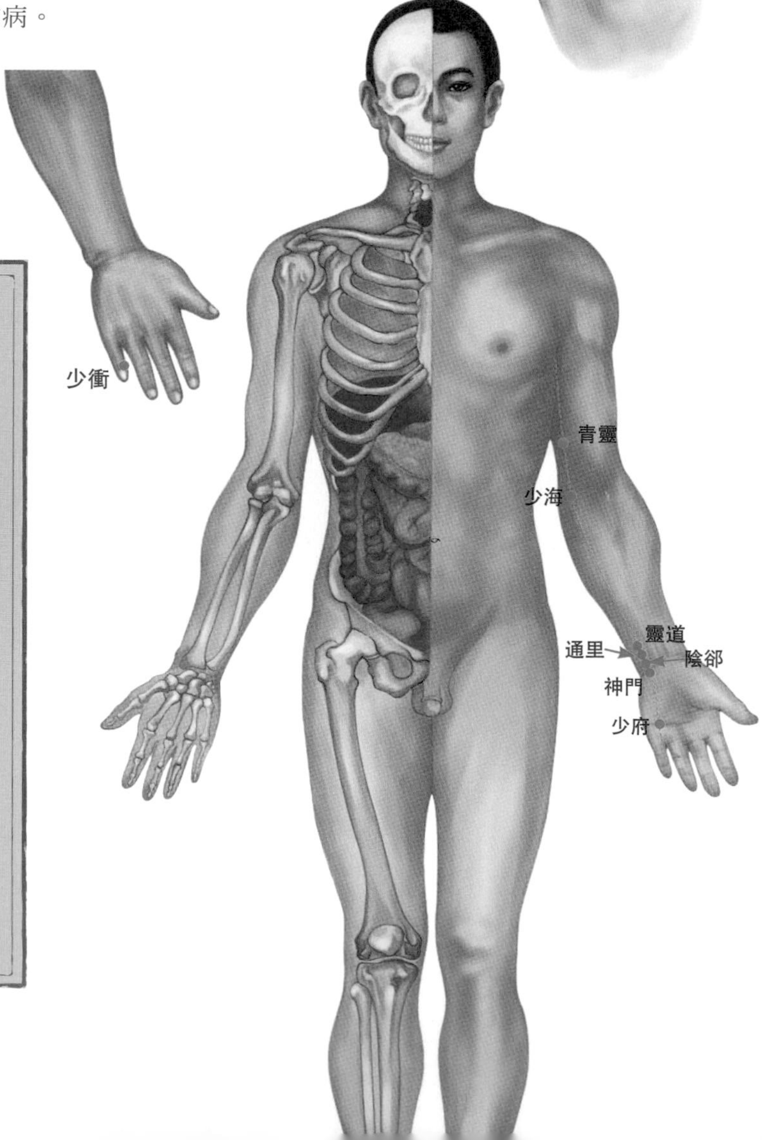

少衝

青靈

少海

靈道
通里
陰郄
神門
少府

保養方法：雀啄灸，5至10分鐘

重點保養穴：少衝、少府

適用病症：胸部、心臟及神志等方面的疾病

主管臟腑：心、小腸、肺

常用穴	定位	針對病症	配伍	方法	時間
極泉穴	在腋區，腋窩中央，腋動脈搏動處	冠心病、心痛、手腳無力、乳汁分泌不足	俠白穴	溫和灸	3 至 7 分鐘
青靈穴	在臂前區，肘橫紋上 3 寸，肱二頭肌的內側溝中	頭痛、肩臂紅腫、腋下腫痛、全身冷顫	肩髃穴曲池穴	溫和灸	3 至 7 分鐘
少海穴	在肘前區，橫平肘橫紋，肱骨內上髁前緣	心痛、牙痛、肘臂攣痛、眼充血、鼻充血	後谿穴	溫和灸	3 至 7 分鐘
靈道穴	在前臂前區，腕掌側遠端橫紋上1.5 寸，尺側腕屈肌腱的橈側緣	心臟疾患、胃脘部疼痛、目赤腫痛、癲癇	心俞穴	雀啄灸	5 至 10 分鐘
通里穴	在前臂前區，腕掌側遠端橫紋上 1寸，尺側腕屈肌腱的橈側緣	肘臂腫痛、頭痛、頭昏、心悸、扁桃體炎	靈道穴陰郄穴	雀啄灸	5 至 10 分鐘
陰郄穴	在前臂前區，腕掌側遠端橫紋上0.5 寸，尺側腕屈肌腱的橈側緣	胃脘部疼痛、吐血、心痛、盜汗、失語	內關穴心俞穴	雀啄灸	5 至 10 分鐘
神門穴	在腕前區，腕掌側遠端橫紋尺側端，尺側腕屈肌腱的橈側緣	心煩、失眠、癡呆、頭痛、心悸、目眩、手臂疼痛、冠心病	支正穴大椎穴豐隆穴	雀啄灸	5 至 10 分鐘
少府穴	在手掌，橫平第五掌指關節近端，第四、第五掌骨之間	心悸、胸痛、手小指拘攣、臂神經痛	內關穴	雀啄灸	5 至 10 分鐘
少衝穴	在手指，小指末節橈側，指甲根角側上方 0.1 寸（指寸）	癲狂、熱病、中風昏迷、目黃、胸痛	太衝穴中衝穴	雀啄灸	5 至 10 分鐘

手太陽小腸經

心系功能的衛兵和僕人

　　起於小指內側端的少澤穴，沿手背外側至手腕部，沿前臂外側後緣直上，出於肩關節，繞行肩胛部。之後分成兩支，體內線路經心臟、胃到達小腸。外表向上經頸部到達面頰，終於耳中的聽宮穴；另一個分支從面頰進入眼角，與足太陽膀胱經相交。一側19穴，左右共38穴。《黃帝內經》認為：「心經之火，移於小腸」，心火較旺的人，可取小腸經施治。

保養方法：雀啄灸，每天10分鐘

重點保養穴：少澤、養老

適用病症：五官、胃腸等方面疾病

主管臟腑：小腸、心、胃

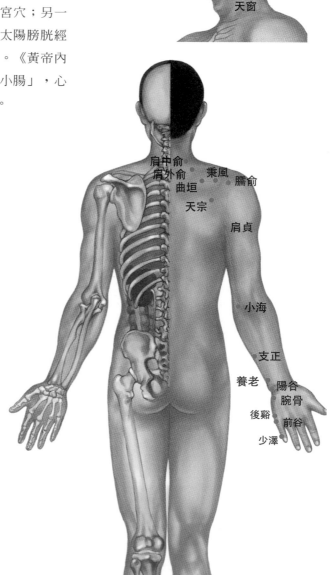

聽宮
顴髎
天容
天窗

肩中俞
肩外俞
秉風
臑俞
曲垣
天宗
肩貞
小海
支正
養老
陽谷
腕骨
後谿
前谷
少澤

常用穴	定位	針對病症	配伍	方法	時間
少澤穴	在手指，小指末節尺側，指甲根角側旁開 0.1 寸（指寸）	頭痛、頸項痛、中風昏迷、乳汁不足	人中穴	雀啄灸	10 分鐘
後谿穴	在手內側，第五掌指關節尺側，近端赤白肉際凹陷中	頸肩痛、肘臂痛、汗多、落枕、急性腰扭傷	天柱穴	雀啄灸	10 分鐘
陽谷穴	在腕後區，尺骨莖突與三角骨之間的凹陷中。	頭痛、臂外側痛、腕外側痛、耳鳴、耳聾、口腔炎、齒齦炎、腮腺炎	陽谿穴 陽池穴	迴旋灸	5 至 10 分鐘
養老穴	在前臂後區，腕背橫紋上 1 寸，尺骨頭橈側凹陷中	老年癡呆、目視不明、耳聾、急性腰痛	太衝穴	雀啄灸	5 至 10 分鐘
支正穴	在前臂後區，腕背橫紋上 1 寸，尺骨頭橈側凹陷中	頭痛、目眩、腰背酸痛、四肢無力、糖尿病	血海穴	迴旋灸	5 至 10 分鐘
肩貞穴	在肩胛區，肩關節後下方，腋後紋頭直上 1 寸	五十肩、肩胛疼痛、手臂麻痛、耳鳴	肩髃穴 肩髎穴	迴旋灸	15 分鐘
天宗穴	在肩胛區，肩胛岡中點與肩胛骨下角連線上 1 / 3 與 2 / 3 交點凹陷中	頸椎症候群、肩胛疼痛、五十肩、頰頷腫、肘酸痛、乳房脹痛、氣喘、小兒脊柱側彎	膻中穴 足三里穴	迴旋灸	10 至 15 分鐘
秉風穴	在肩胛區，肩胛岡上窩中點	肩胛疼痛無力、頸項不得回顧、咳嗽	天宗穴	溫和灸	10 至 15 分鐘
肩外俞穴	在脊柱區，第一胸椎棘突下，後正中線旁開 3 寸	肩胛疼痛無力、頸項不得回顧、咳嗽	大椎穴	迴旋灸	10 至 15 分鐘
肩中俞穴	在脊柱區，第七頸椎棘突下，後正中線旁開 2 寸	咳嗽、肩背酸痛、頸項僵硬、發熱惡寒	肩外俞穴	迴旋灸	10 至 15 分鐘

足太陽膀胱經

通達陽氣，調達水道

　　起於眼部的睛明穴，上行至頭頂的百會穴，後下行到後頸部。自此分為兩支，一分支從頸部下行，沿背部、腰部、大腿後側，直至足外踝，沿腳背到小趾外側的至陰穴，此分支交於足少陰腎經；第二分支深入體內，通過腎臟到達膀胱。此經一側67穴，左右134穴。

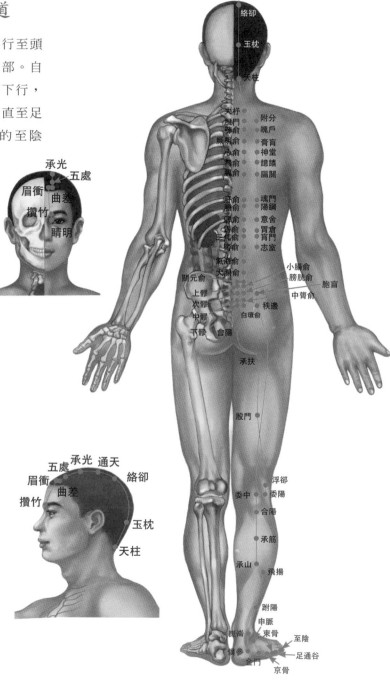

主管臟腑：膀胱、腎

適用病症：頭、頸、目、背、腰、下肢病症，神志病

重點保養穴：腎俞、厥陰俞

保養方法：溫灸器灸，每天15分鐘

常用穴	定位	針對病症	配伍	方法	時間
厥陰俞穴	在脊柱區，第四胸椎棘突下，後正中線旁開 1.5 寸	胃脘部疼痛、嘔吐、心痛、心悸、胸悶	內關穴	艾罐灸	20 分鐘
胃俞穴	在脊柱區，第十二胸椎棘突下，後正中線旁開 1.5 寸	胃寒、腹脹、嘔吐、口臭、泄瀉、打嗝、消化不良	中脘穴 梁丘穴	迴旋灸	15 至 20 分鐘
腎俞穴	在脊柱區，第二腰椎棘突下，後正中線旁開 1.5 寸	遺精、陽痿、月經失調、小便不利、水腫、閉經	三陰交穴	迴旋灸	15 至 20 分鐘
志室穴	在腰區，第 腰椎棘突下，後正中線旁開 3 寸處	遺精、陰痛水腫、小便不利、腰脊痛	腎俞穴	溫和灸	5 至 10 分鐘
氣海俞穴	在腰區，第二腰椎棘突下，後正中線旁開 3 寸處	目視不明、近視、夜盲、急性腰扭傷	光明穴	雀啄灸	5 分鐘
大腸俞穴	在脊柱，第四腰椎棘突下，後正中線旁開 1.5 寸	急慢性腰痛、坐骨神經痛、泄瀉、腹脹、腸鳴、痔瘡	氣海穴 支溝穴	迴旋灸	15 至 20 分鐘
小腸俞穴	在薦骨區，橫平第一薦骨後孔，薦骨正中脊旁 1.5 寸。	慢性痢疾、慢性腸炎、蕁麻疹、腰椎間盤突出	天樞穴 足三里穴	迴旋灸	15 至 20 分鐘
次髎穴	在薦骨區，正對第二薦骨後孔中	月經失調、帶下、遺精、陽痿、腰薦痛	上髎穴 中髎穴 下髎穴	迴旋灸	15 至 20 分鐘
委中穴	在膝後區，膕橫紋中點，股二頭肌腱與半腱肌肌腱的中點	腰脊痛、坐骨神經痛、膝關節炎、半身不遂、皮膚搔癢	長強穴 上巨虛穴	迴旋灸	10 至 15 分鐘
跗陽穴	在小腿後區，崑崙穴直上 3 寸，腓骨與跟腱之間	腰、薦骨、髖、股後外側疼痛	崑崙穴 申脈穴	雀啄灸	5 至 10 分鐘
崑崙穴	在踝區，外踝尖與跟腱之間的凹陷中	頭痛、腰薦疼痛、外踝部紅腫、足部生瘡	承山穴	溫和灸	5 至 10 分鐘
僕參穴	在跟區，崑崙穴直下，跟骨外側，赤白肉際處	牙槽膿腫、下肢痿弱、足跟痛、癲癇	金門穴 申脈穴	雀啄灸	5 分鐘
金門穴	在足背，外踝前緣直下，第五蹠骨粗隆後方，骰骨下緣凹陷中	腰痛、足部扭傷、暈厥、牙痛、偏頭痛	僕參穴	溫和灸	5 至 10 分鐘
至陰穴	在足趾，小趾末節外側，趾甲根角側旁開 0.1 寸（指寸）	頭痛、鼻塞、遺精、胎位不正、難產	太衝穴 百會穴	溫和灸	5 至 10 分鐘

足少陰腎經

陰陽之根，人體健康活力的保證

　　起於足小趾之下，斜向足心（湧泉穴），沿內踝後，進入足跟，於腿肚內側上行，出膕窩的內側，向上行股內後緣，通向脊柱（長強穴），屬於腎臟，聯絡膀胱。本經脈執行體內，一支從腎向上通過肝和橫膈膜，進入肺中，沿著喉嚨，夾於舌根部；另一支從肺部出來，聯絡心臟，流注於胸中，與手厥陰心包經相接。一側27穴，左右共54穴。

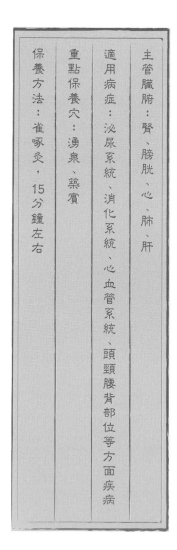

保養方法：雀啄灸，15分鐘左右

重點保養穴：湧泉、築賓

適用病症：泌尿系統、消化系統、心血管系統、頭頸腰背部位等方面疾病

主管臟腑：腎、膀胱、心、肺、肝

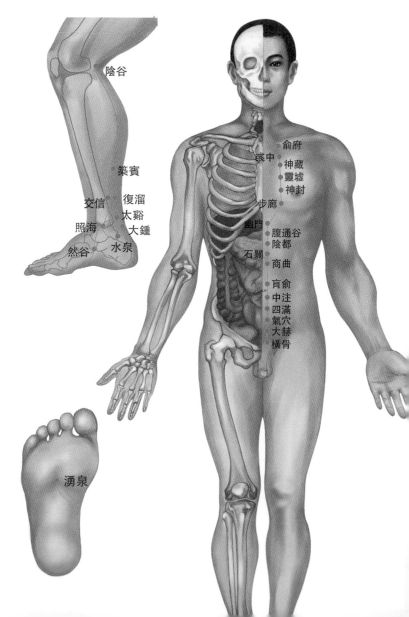

常用穴	定位	針對病症	配伍	方法	時間
湧泉穴	在足底，曲足卷趾時足心最凹陷處	遺精、頭暈、氣管炎、低血壓、扁桃體炎、小兒腹瀉、小兒厭食、神經衰弱	然谷穴	溫和灸	10 至 15 分鐘
然谷穴	在足內側，足舟骨粗隆下方，赤白肉際處	咽喉疼痛、陽痿、月經失調、胸脅脹滿	太谿穴	溫和灸	10 至 15 分鐘
太谿穴	在踝區，內踝尖與跟腱之間的凹陷中	扁桃體炎、慢性咽炎、閉經、失眠、冠心病、早洩	支溝穴然谷穴	溫和灸	10 至 15 分鐘
照海穴	在踝區，內踝尖下 1 寸，內踝下緣邊際凹陷中	咽喉腫痛、氣喘、便祕、月經失調、遺精、失眠	腎俞穴關元穴三陰交穴	雀啄灸	10 至 15 分鐘
復溜穴	在小腿內側，內踝尖上 2 寸，跟腱的前緣	水腫、腹脹、腰脊痛、盜汗、自汗	後谿穴陰郤穴	雀啄灸	10 至 15 分鐘
築賓穴	在小腿內側，太谿穴直上 5 寸，比目魚肌與跟腱之間	腳軟無力、腎炎、膀胱炎、腓腸肌痙攣	腎俞穴關元穴	雀啄灸	10 至 15 分鐘
橫骨穴	在下腹部，肚臍中下 5 寸，前正中線旁開 0.5 寸	腹痛、外生殖器腫痛、遺精、閉經、盆腔炎	關元穴腎俞穴	迴旋灸	10 分鐘
中注穴	在下腹部，肚臍中下 1 寸，前正中線旁開 0.5 寸	經痛、不孕症、遺精、水腫、小腹痛、便祕	氣海俞穴	迴旋灸	10 至 15 分鐘
商曲穴	在上腹部，肚臍中上 2 寸，前正中線旁開 0.5 寸	繞臍腹痛、腹脹、嘔吐、泄瀉、痢疾、便祕	中脘穴	溫和灸	5 至 10 分鐘
俞府穴	在胸部，鎖骨下緣，前正中線旁開 2 寸	咳嗽、哮喘、嘔吐、胸脅脹滿、不嗜食	天突穴肺俞穴	溫和灸	5 至 10 分鐘

手厥陰心包經

護衛心主的大將軍

　　自胸中而起，向下通過橫膈膜，從胸到腹依次聯絡上、中、下三焦。胸部支脈沿胸至腋下的天池穴，上行抵腋窩中，沿上臂內側，行於手太陰和手少陰兩條經絡之間，進入掌中，沿中指到指端的中衝穴；手掌支脈即從手掌中的勞宮分出沿無名指到指端的關衝穴，與手少陽三焦經相接。一側9穴，左右共18穴。心包經有保護心臟，「代心行令」和「代心反邪」的作用。

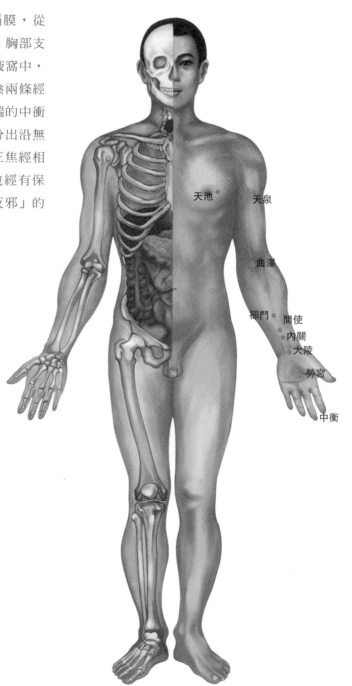

天池　　天泉

曲澤

郄門　間使
　　內關
　　大陵
　　勞宮

中衝

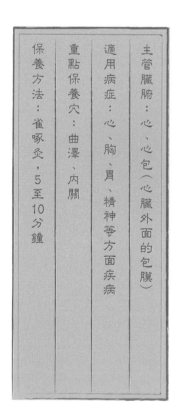

| 保養方法：雀啄灸，5至10分鐘 | 重點保養穴：曲澤、內關 | 適用病症：心、胸、胃、精神等方面疾病 | 主管臟腑：心、心包（心臟外面的包膜） |

常用穴	定位	針對病症	配伍	方法	時間
天池穴	在胸部，第四肋骨間隙，前正中線旁開5寸	咳嗽、胸痛、胸悶、乳汁分泌不足、乳腺炎	列缺穴豐隆穴	雀啄灸	5至10分鐘
天泉穴	在臂前區，腋前紋頭下2寸，肱二頭肌的長、短頭之間	心痛、心悸、打嗝、上臂內側痛、胸背痛	通里穴	雀啄灸	5至10分鐘
曲澤穴	在肘前區，肘橫紋上，肱二頭肌腱的尺側緣凹陷中	胃脘痛、嘔吐、腹瀉、風疹、心痛、心悸	內關穴大陵穴	雀啄灸	5至10分鐘
郄門穴	在前臂區，腕掌側遠端橫紋上5寸，掌長肌腱與橈側屈腕肌腱之間	心胸部疼痛、心悸、嘔血、鼻塞	內關穴	雀啄灸	3至7分鐘
間使穴	在前臂區，腕掌側遠端橫紋上3寸，掌長肌腱與橈側屈腕肌腱之間	打嗝、嘔吐、中風、月經失調、蕁麻疹	尺澤穴	雀啄灸	3至7分鐘
內關穴	在前臂前區，腕掌側遠端橫紋上2寸，掌長肌腱與橈側屈腕肌腱之間	心痛、心悸、失眠、癲癇、胃脘疼痛、嘔吐、打嗝、哮喘、高血壓、低血壓、冠心病、汗多、乾癬、小兒驚厥	素髎穴外關穴三陰交穴	雀啄灸	3至7分鐘
大陵穴	在腕前區，腕掌側遠端橫紋中，掌長肌腱與橈側屈腕肌腱之間	身熱、頭痛、扁桃體炎、咽炎、腎虛、失眠	勞宮穴	雀啄灸	3至7分鐘
勞宮穴	在掌區，橫平第三掌指關節近端，第二、第三掌骨之間偏於第三掌骨	熱病、汗多、心煩、口腔潰瘍、中風昏迷、高脂血症	水溝穴曲澤穴	雀啄灸	5至10分鐘
中衝穴	在手指，中指末端最高點	心痛、心悸、中風、中暑、目赤舌痛、小兒驚厥	大椎穴合谷穴	迴旋灸	3至7分鐘

手少陽三焦經

行氣走水，護身之經

起於無名指末的關衝穴，沿手背、手臂外側到達肘部，沿手臂外側上達肩部，於此進入體內的心包分支，從胸到腹，聯通三焦。胸部支脈：從胸上行，到頸部外側，從耳下繞到耳後，經耳上角，然後屈曲向下到面頰，直達眼眶下部；耳部支脈：從耳後進入耳中，到耳前，與前脈交叉於面頰部，到達外眼角，與足少陽膽經相接。一側23穴，左右共46穴。三焦經掌管元氣的循環及水液的通道。

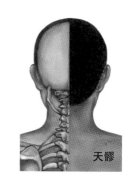

天髎

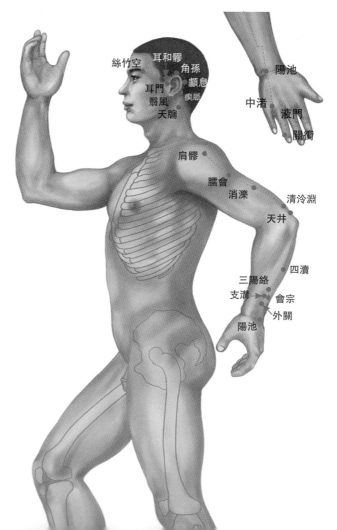

| 保養方法：溫和灸，10分鐘 | 重點保養穴：肩髎、陽池 | 適用病症：五官、咽喉、頸背、胸脅等方面疾病 | 主管臟腑：三焦、心包、肝、腎 |

常用穴	定位	針對病症	配伍	方法	時間
關衝穴	在手指，第四指末節尺側，指甲根角側旁開0.1寸（指寸）	頭痛、耳聾、咽喉腫痛、視物不明、肘痛	人中穴	迴旋灸	10至15分鐘
中渚穴	在手背，第四、第五掌骨間，第四掌指關節近端凹陷中	前臂疼痛、脂漏性皮膚炎、頭痛、目眩、耳聾	角孫穴	雀啄灸	10分鐘
陽池穴	在腕後區，腕背側遠端橫紋上，指伸肌腱的尺側緣凹陷中。	腕關節腫痛、手足怕冷、口乾、糖尿病	脾俞穴太谿穴	迴旋灸	5至10分鐘
外關穴	在前臂後區，腕背側遠端橫紋上2寸，尺骨與橈骨間隙中點	感冒、頭痛、三叉神經痛、頸椎症候群、落枕	太陽穴率谷穴	雀啄灸	5至10分鐘
支溝穴	在前臂後區，腕背側遠端橫紋上3寸，尺骨與橈骨間隙中點	胸脅痛、腹脹、便祕、心絞痛、上肢癱瘓	天樞穴足三里穴	雀啄灸	5至10分鐘
四瀆穴	在前臂後區，肘尖穴下5寸，尺骨與橈骨間隙中點	咽喉腫痛、耳聾、耳鳴、頭痛、下牙痛、眼疾	三陽絡穴	雀啄灸	5至10分鐘
肩髎穴	在三角肌區，肩峰角與肱骨大結節兩骨間凹陷中	肩胛腫痛、肩臂痛、中風偏癱、蕁麻疹	章門穴	雀啄灸	10至15分鐘
翳風穴	在頸部，耳垂後方，乳突下端前方凹陷中	打嗝、中耳炎、三叉神經痛、牙痛、臉頰腫、失眠	角孫穴	迴旋灸	10至15分鐘
角孫穴	在頭部，耳尖正對髮際處	打嗝、中耳炎、三叉神經痛、牙痛、臉頰腫、失眠	足臨泣穴	雀啄灸	5至10分鐘
耳門穴	在耳區，耳屏上裂縫與下頜髁狀突之間的凹陷中	耳鳴、耳聾、耳道流膿、中耳炎、牙痛	絲竹空穴	雀啄灸	5至10分鐘

足少陽膽經

半陰半陽，半表半裡，養生樞紐

起於眼睛外側的瞳子髎穴，有二個分支，體表支脈沿耳後折回上行，到達眉心上的陽白穴，之後反折到風池穴，經過頸、肩、腰，順腿部外側下行，直至第四腳趾外側。體內經脈經耳後進入體內，穿過橫膈膜，交於足厥陰肝經。一側44穴，左右共88穴。此經爲人體氣機升降出入之樞紐，能調節各臟腑功能，是十分重要的養生經脈。

保養方法：迴旋灸，15分鐘	重點保養穴：風池、肩井、陽陵泉	適用病症：目、耳、頸及咽喉病、神志病、熱病等	主管臟腑：肝、膽

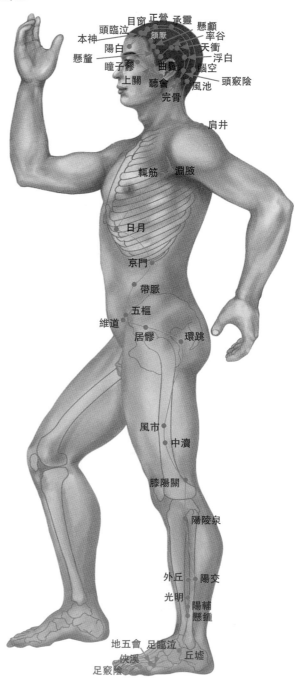

目窗　正營　承靈　懸顱
頭臨泣　　　　　　　率谷
頷厭
本神　　　　　　　　天衝
陽白　　　　　　　　　浮白
懸釐　　　　　曲鬢　　腦空
瞳子髎　　　　　　　頭竅陰
上關　聽會　　　風池
　　　完骨

肩井

輒筋　　淵腋

日月

京門

帶脈
五樞
維道
居髎　　　環跳

風市

中瀆

膝陽關

陽陵泉

外丘　陽交
光明
　　陽輔
　　懸鍾

地五會　足臨泣
俠溪　　　丘墟
足竅陰

常用穴	定位	針對病症	配伍	方法	時間
上關穴	在面部，顴弓上緣中央凹陷中	頭痛、眩暈、牙痛、口歪眼斜、耳鳴、耳聾	耳門穴 合谷穴	雀啄灸	3至7分鐘
陽白穴	在頭部，眉上1寸，瞳孔直上	頭痛、頸項強急、角膜癢痛、近視、面部神經麻痺	完骨穴 本身穴	雀啄灸	5分鐘
風池穴	在頸後區，枕骨之下，胸鎖乳突肌上端與斜方肌上端之間的凹陷中	外感發熱、頭痛、眩暈、蕁麻疹、黃褐斑、小兒脊柱側彎、高血壓	合谷穴	迴旋灸	5至10分鐘
肩井穴	在肩胛區，第七頸椎棘突與肩峰最外側點連線的中點	肩臂疼痛、落枕、頸椎症候群、五十肩、抑鬱症、乳房脹痛、小兒脊柱側彎、更年期綜合症	足三里穴 陽陵泉穴	迴旋灸	10分鐘
帶脈穴	在側腹部，第十一肋骨游離端垂線與肚臍水平線的交點上	月經失調、赤白帶下、閉經、經痛、不孕	天樞穴	迴旋灸	15至20分鐘
環跳穴	在臀區，股骨隆起最高點與薦骨管裂孔連線上的外1／3與2／3交點處	腰胯疼痛、腰痛、下肢痿痺、坐骨神經痛	風池穴 曲池穴	迴旋灸	15至20分鐘
風市穴	在股部，膕橫紋上7寸，髂脛束後緣	眩暈、中風、半身不遂、下肢痿痺、乾癬、皮膚搔癢、脂漏性皮膚炎、蕁麻疹	大杼穴	雀啄灸	10至15分鐘
膝陽關穴	在膝部，股骨外上髁後上緣，股二頭肌腱與髂脛束之間的凹陷中	膝關節腫痛、膕筋攣急、小腿麻木	曲池穴	迴旋灸	10至15分鐘
陽陵泉穴	在小腿外側，腓骨小頭前下方凹陷中	耳鳴、耳聾、口苦、坐骨神經痛、腿抽筋、甲狀腺腫大、脂漏性皮膚炎、白斑、乳房脹痛、膽囊炎	上廉穴	迴旋灸	10至15分鐘
懸鍾穴	在小腿外側，外踝尖上3寸，腓骨前緣	頸項僵硬、半身不遂、頭暈、耳鳴、高血壓	豐隆穴	雀啄灸	5至10分鐘

足厥陰肝經

氣機和心情調節的開關

　　起於腳拇趾外側，沿腳背內側上行，經小腿內側、大腿內側到達腹部，從期門穴進入肝臟。自此分成二個分支，一個分支經過膽，穿過胸部，沿著咽部、鼻部連接眼睛，最後與督脈相交。另一分支，從肝到肺，連接手太陰肺經。一側14穴，左右共28穴。肝主抒發宣洩情志，主導人的情緒。

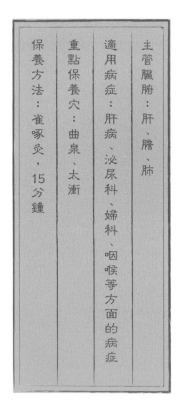

保養方法：雀啄灸，15分鐘

重點保養穴：曲泉、太衝

適用病症：肝病、泌尿科、婦科、咽喉等方面的病症

主管臟腑：肝、膽、肺

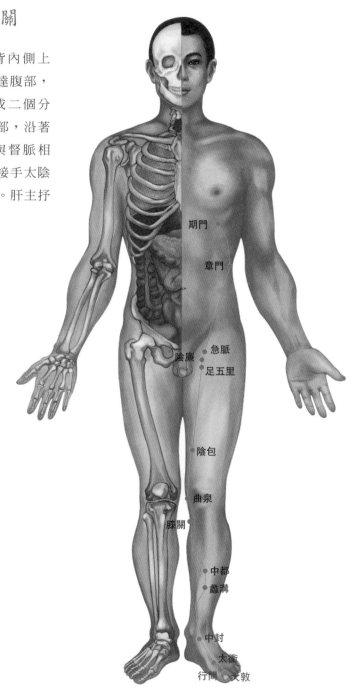

期門

章門

急脈

陰廉

足五里

陰包

曲泉

膝關

中都

蠡溝

中封

太衝

行間　大敦

常用穴	定位	針對病症	配伍	方法	時間
大敦穴	在足趾，大趾末節外側，趾甲根角側旁開 0.1 寸（指寸）	閉經、崩漏、遺尿、經血過多、睪丸炎	內關穴 水溝穴	雀啄灸	10 分鐘
行間穴	在足背，第一、第二趾間，趾蹼緣後方赤白肉際處	目赤、頭痛、高血壓、陽痿、經痛、甲狀腺腫大	太衝穴 合谷穴	雀啄灸	5 至 10 分鐘
太衝穴	在足背，第一、第二蹠骨間，蹠骨底結合部前方凹陷中，或觸及動脈搏動	失眠、頭痛、腰痛、全身脹痛、甲狀腺腫大、肝炎、閉經、膽囊炎、膽結石	合谷穴	迴旋灸	5 至 10 分鐘
蠡溝穴	在小腿內側，內踝尖上 5 寸，脛骨內側面的中央	疝氣、遺尿、陰痛、陰癢、月經失調、崩漏	中極穴 關元穴	迴旋灸	10 分鐘
膝關穴	在膝部，脛骨內側髁的下方，陰陵泉穴後 1 寸	膝髕腫痛、膝關節痛、下肢痿痺	梁丘穴 犢鼻穴	雀啄灸	10 至 15 分鐘
曲泉穴	在膝部，膕橫紋內側端，半腱肌肌腱內緣凹陷中	月經失調、子宮脫垂、乳腺增生、陽痿	關元穴 中極穴	雀啄灸	10 至 15 分鐘
陰包穴	在股前區，髕骨底上 4 寸，股內肌與縫匠肌之間	月經失調、腰薦痛、小便難、遺尿	腎俞穴 關元穴 三陰交穴	迴旋灸	10 至 15 分鐘
足五里穴	在股前區，氣衝穴直下 3 寸，動脈搏動處	腹脹、小便不通、陰囊濕癢	中極穴	雀啄灸	10 至 15 分鐘
陰廉穴	在股前區，氣衝穴直下 2 寸	月經失調、小腹疼痛、下肢痙攣	曲骨穴 三陰交穴	迴旋灸	10 至 15 分鐘
章門穴	在側腹部，第十一肋骨游離端的下際	腹痛、腹脹、口乾、口苦、嘔吐、打嗝、泄瀉、糖尿病	中脘穴 氣海穴 足三里穴	雀啄灸	5 至 10 分鐘
期門穴	在胸部，第六肋骨間隙，前正中線旁開 4 寸	乳房脹痛、肋間神經痛、肝炎、抑鬱症	膈俞穴 肝俞穴	雀啄灸	5 至 10 分鐘

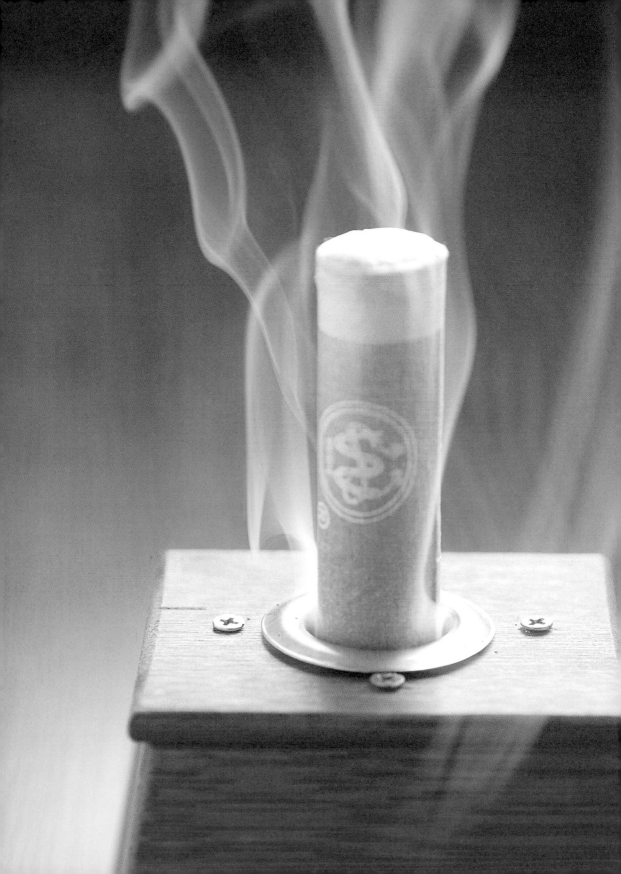

【第一章】

讓艾的溫暖

驅走體內陰寒

陽氣不足是現代人的通病

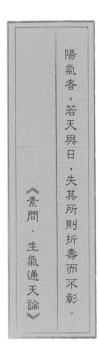

所謂陽氣就是人的生命之氣，即中醫所說的元氣。早在二千多年前中醫經典著作《黃帝內經》就有對「陽氣」的相關論述，稱人體中的陽氣就像天上的太陽，世上萬物生長皆靠太陽；人若是沒有了陽氣，機體的新陳代謝就會停止，生命就會結束。人正是依靠著這股陽氣的推動和溫煦、蒸騰與生髮功能，才得以讓體內的血液流通和運行全身，營養臟腑經絡、四肢百骸、肌肉皮毛。正所謂「陽氣在人在，陽氣無人亡」，這就是為什麼中醫稱「氣為血帥」，這一個「帥」字便足以說明陽氣的重要性了。

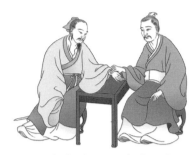

脈象微弱、細沉無力、手腳冰涼，均是陽氣不足。

然而直觀當今生活，陽氣不足已成為現代人的通病。現代人享受著越來越舒適的生活，品嘗著越來越豐富的飲食，卻忽略了這些「享受」帶給身體的變化。例如，空調的廣泛使用，遮蔽了自然的溫度；愛美心理的驅使，使得女性穿衣服越來越露、透、薄，露臍裝、迷你裙紛紛登場；在寒冷的冬天，人們開始吃起了清暑解熱的西瓜等各種反季節水果和蔬菜，喝著寒氣衝天的冰鎮飲料，食用大量性寒的河海水產品……，殊不知，這些「習慣」正侵蝕著人們的陽氣，損害著身體健康。根據醫學研究，人類的脈象微弱、細沉無力，手腳冰涼，正是陽氣不足。死亡率與溫度的變化呈反向關係，最為寒冷的1月前後死亡率最高，而較為溫暖的8至9月死亡率最低。之所以導致這樣的狀況，就是因為陽氣受到了寒冷的侵蝕。所以中醫認為：如果人的陽氣得不到細心呵護，被任意損耗，不僅會誘發疾病，嚴重者還會危及生命。

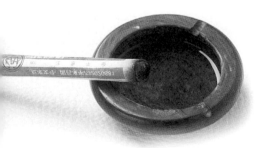

艾為純陽之物，最適合補充元氣。

寒濕趁「虛」而入最損陽氣

濕爲陰邪，其傷人之陽也，得理之正，故多而常見。

（清）吳瑭《溫病條辨》

在中醫理論中，有「六淫」之說，主要是指風、寒、暑、濕、燥、火六種外感病邪。其中寒濕屬於同一類，它們有一個共同點，那就是陰冷。一旦寒濕之邪意圖侵襲人體，就會受到體內陽氣的奮力抗爭。相當於兩軍對壘，如果寒濕長驅直入占領人體，就說明體內的陽氣已經衰弱到無法提供保護的地步了。即使體內的陽氣強盛不虛，與外界寒濕搏鬥依然會有所損耗，所以古人才說寒濕爲陰邪，最損傷人的陽氣。

寒邪最大的特點就是凝滯，即不暢通，它會造成氣血凝滯不通，以致肌肉、神經、血管等組織產生不同程度的收縮和痙攣，造成組織缺血缺氧，從而影響陽氣與血液的傳導、循環和運行。人就會出現局部或全身的疼痛、關節肌肉血管拘急等疾病；再說濕邪，其最大的危害就是黏滯，類似牛軋糖，當濕邪入體，就會遏制體內陽氣的生成、宣發和疏泄，以致人感到胸悶、腹脹、頭重腳輕、身體困倦、四肢無力等。除此之外，當陽氣無法阻止濕邪的時候，人的脾胃就會受到影響，出現食欲不振、腹瀉、噁心嘔吐等異常。在人體的臟腑中，最懼怕寒濕兩邪的就是脾胃，因爲氣爲陽、脾主升，而寒邪會壓抑和阻遏陽氣的運行，濕邪可困擾和妨礙脾胃的運化。

綜上所述，我們在日常生活中最應該注意的就是保護生命之本：陽氣，還有氣血生化之源：脾胃，以免寒濕之邪乘「虛」而入。比如，生活中注意不要飲食生冷、不要涉水淋雨等。

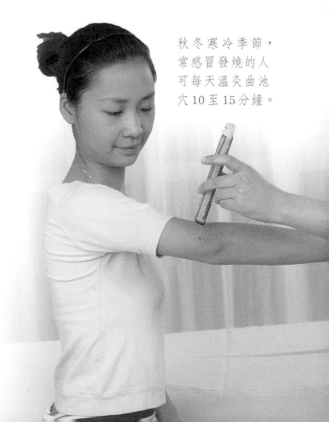

秋冬寒冷季節，常感冒發燒的人可每天溫灸曲池穴10至15分鐘。

空調為「寒濕」入侵大開方便之門

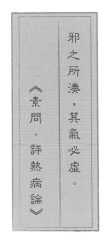

邪之所湊，其氣必虛。
《素問·評熱病論》

不可否認，空調為我們的生活帶來了很多的舒適，然而其負面影響往往卻被忽略。過低的溫度直接導致室內寒氣過重，濕寒入侵從而傷及人的陽氣，降低人的免疫機能，最易誘發上呼吸道感染等疾病。夏天開空調本來就與中醫提倡的「春夏養陽」的養生原則背道而馳，因為夏季適量出汗能夠使陽氣外擴到身體表面，將津液輸送給肌膚，從而保持機體內的陰陽平衡。長時間待在空調房裡，首先就會導致皮膚毛孔開閉功能失常，引起體內氣血循環不暢；接著就會影響正常的散熱排汗功能；然後引起脾胃的運化功能。這些影響會引起交感神經興奮，血管、肌肉、韌帶收縮，胃腸運動減弱，血液循環不暢，從而引發心腦血管意外，消化功能異常，頭頸、腰腹、四肢關節疼痛等病症。若是女性遭受反覆的寒冷刺激，還會影響到子宮和卵巢的功能，出現月經失調、經痛等。

● 「痛」是寒濕入侵的典型症狀

俗話說「通則不痛，痛則不通」，身體疼痛之人，定是體內經絡筋脈氣血運行不通。大部分情況都是寒濕等病邪阻滯引起的氣滯血淤，所以在臨床上，不管是冠心病引發的心絞痛，腦血管意外引起的劇烈頭痛，還是神經、肌肉、關節病變導致的肢體疼痛，都可以從中找到寒濕侵襲的蛛絲馬跡。在古代，將身體的各種疼痛稱之為「痺證」，如被稱之為「胸痺」的心絞痛和被稱為「痛痺」的關節肌肉疼痛，都是在天氣寒冷的時候加劇。之所以出現這樣的情況，就是源於痺證的病因：風、寒、濕等病邪相互交織，從而造成經絡阻滯、氣血不通，引發局部氣血淤阻。這些病皆屬陰證，所以具有遇冷則痛，得溫痛減，喜溫暖、畏寒冷的特點。

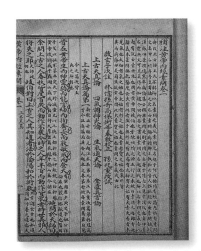

《素問·上古天真論》（吳注，（明）萬曆三十七年刻本）稱：古人百歲之後依然行動敏捷，今人半百則行動遲緩，皆因寒濕二邪入體。

濕氣凝煉則成痰，痰為百病之源

飲入於胃，遊溢精氣，上輸於脾，脾氣精散，上歸於肺，通調水道，下輸膀胱，水精四布，五經並行。

（清）吳瑭《溫病條辨》

中醫裡的津液，簡單來講就是人體內的水液。正常情況下人體中的水液在氣的作用下就像一條川流不息的河流循環往復，這水流的動力就是身體裡的陽氣，陽氣虛，則水流緩。緩慢移動的水濕之氣被體溫加熱、熬煉，慢慢則成痰成飲。痰飲是人體內的津液在代謝、輸送、排泄過程中發生了異常，停留於體內而形成的一種病理產物，濃濁者稱之為「痰」，清稀者稱之為「飲」。正所謂「濕聚為水、積水成飲、飲凝成痰」，所以水、濕、痰、飲在本質上是一樣的，都是人體津液的異化物。

濕氣凝聚在體內，導致氣血流通不暢，而人體的津液是在氣的推動下流淌的，所以經絡不暢，易生痰飲。而痰飲淤積在體內會隨著氣血的運行流竄到身體各處，就好像被污染了的水，在水流的作用

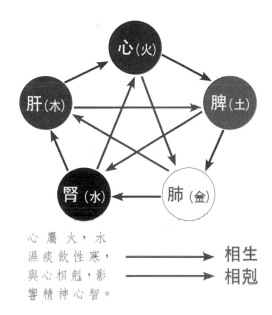

心屬火，水濕痰飲性寒，與心相剋，影響精神心智。

→ 相生
→ 相剋

下會污染整個流域。俗話說「百病皆有痰作祟」、「頑痰生怪症」，痰飲的流動上達頭面、下至腳足、內到臟腑、外滲肌膚，從而各種各樣的病症叢生。比如現代人的肥胖症、高脂血症、高血糖、動脈硬化、心腦血管等疾病，大多與痰濕積聚引起的經絡阻塞、氣滯血淤脫不開關係。

百病由痰起，而「怪病多痰」，因為痰濕是由水液演變而來，有著重濁黏滯的特性，所以水濕痰飲導致的各種病症，大多反覆發作，治療起來相當困難。更甚者，由於水濕痰飲性寒陰冷，直接與五行中屬火主神明的心發生衝突，常常會蒙蔽心竅、擾亂神明，導致人的精神思維錯亂。所以避免痰飲之證的當務之急就是祛除濕氣，溫煦正陽。

艾是能除一切寒濕的「純陽之品」

（艾葉）服之則走三陰而逐一切寒濕，轉肅殺之氣為融合；灸之則透諸經而治百種病邪。

（明）李時珍《本草綱目》

灸療中用得最多的材料就是艾葉，故灸療常常又被人稱之為「艾灸」。中國祖先使用艾葉的歷史最早可追溯到三千多年前，他們在每年農曆的四五月間，艾葉茂盛之時，將其摘下或連枝割下，曬乾或陰乾後以作藥用。其中以湖北蘄州出產艾草品質最佳，葉厚而絨多，這便是「蘄艾」為何如此著名的主要原因。就是這樣一味看似普通、貌不驚人的植物葉子，卻有著「百草之王」的美譽。著名藥物學家李時珍在《本草綱目》中讚譽以艾葉灸療能夠治百病、祛風邪，保人體康健。

艾

別稱：醫草、艾蓬、灸草、香艾等。
科屬：菊科蒿屬。
產地：中國西北、東北、華北、華東、西南、中南等地區。

「艾葉苦辛，生溫熟熱、純陽之性，能回垂危之陽，通十二經，走三陰，理氣血、逐寒濕，暖子宮……以之灸火，能透諸經而除百病。」正是由於艾葉主要生長於光照較為強烈、山巒朝南的陽坡面，又是在每年陽氣正處於上升階段的端午節前後採摘收取，所以是純陽之品，具有起死回生、溫經通絡之神效。故著名藥物學家陶弘景在其《名醫別錄》中稱「艾葉，微溫，無毒，主灸百病……」在臨床上，艾葉除了可加工製成艾條、艾炷燃燒灸用之外，它還常與其他中藥組成湯藥供人內服。如中醫婦科中的「膠艾湯」、「艾附暖宮丸」等處方中均有艾葉。

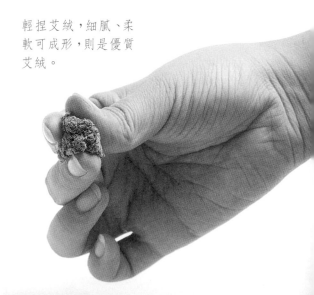

輕捏艾絨，細膩、柔軟可成形，則是優質艾絨。

寒證、陰證、虛證最適合艾灸

人之真元乃一身之主宰，真氣壯則人強，真氣弱則人病，真氣脫則人亡，保命之法，艾灼（艾灸）第一。

（北宋）竇材《扁鵲心書》

什麼是寒證、陰證、虛證呢？以感冒為例，若因風寒而起，症狀應該是：畏寒怕冷、頭痛、骨節酸痛、無汗、痰液清稀色白、喜熱飲，這種情況下便可使用溫灸治療。但感冒症狀若是：稍有怕冷、高熱、少量出汗或多汗、咽喉腫痛、痰液稠厚色黃、口乾、喜冷飲等，則為風熱或風溫所致，此時不適宜溫灸。所以，寒證、陰證、虛證，就是外感寒濕，「寒濕之氣」傷於人體，或者是體內臟腑陽氣不足，陽虛陰寒之證。

艾灸的治療範圍十分廣泛，只要是屬於寒證、陰證、虛證的外感、內傷、臟病、腑病都可艾灸治療。

艾灸療法的特點是從身體內部祛病緩疾，通過溫熱療法能夠促進血液循環、通經舒絡，增強人體的新陳代謝，調整機體的神經、內分泌、血液循環、消化吸收等功能，從而改變臟腑衰竭、營養不良、毒素堆積等情況。

體形虛胖，易疲倦，睡不夠，多屬虛證。

科別	適宜艾灸的主要病症
內科	冠心病、糖尿病、原發性高血壓、腦血管疾病、中風後遺症、慢性肝炎、支氣管哮喘、肺氣腫、類風濕性關節炎、胃和十二指腸潰瘍、慢性胃炎、慢性結腸炎、慢性肝炎、脂肪肝、慢性泄瀉、消化不良、食欲不振等
外科	乾癬、帶狀皰疹、淋巴結核、淋巴腫大、過敏性濕疹、毛囊炎、白斑、凍瘡、褥瘡、外陰白斑、圓形禿、疣等
婦科	胎位不正、月經失調、崩漏（不規則陰道出血）、白帶異常、經痛、閉經、慢性盆腔炎、更年期綜合症、乳腺炎、乳房小葉增生、乳腺纖維瘤、不孕症等
泌尿科	慢性前列腺炎、陽痿、早洩、遺精、不育症等
其他	五十肩、頸椎症候群、腰椎間盤突出、腰腿疼、膝關節滑膜炎、各種陳舊性損傷等

古人善取天火驅體寒

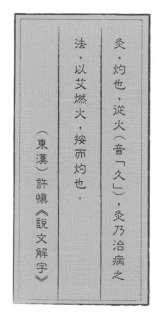

灸，灼也，淀火（音「久」），灸乃治病之法，以艾燃火，按而灼也。

（東漢）許慎《說文解字》

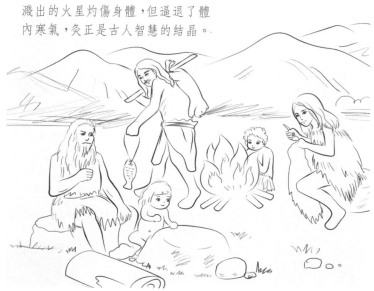

濺出的火星灼傷身體，但逼退了體內寒氣，灸正是古人智慧的結晶。

　　灸是遠古時期，人們在烤火取暖時無意之中發現的，因為有時當身體被火灼傷之後，一些病痛反而會趨於緩解或好轉。正是濺出的火星的灼烤，逼退了體內的寒氣，將能量傳達到身體各處，於是病痛得到了緩解。古人從中受到啟發，開始有意識地將火應用於疾病的治療中。

　　一開始人們只是簡單地以樹枝、柴草燃燒施灸，單純地減輕病痛；逐漸到將艾草、生薑、大蒜等物燃燒施灸；到了今天，人們更是運用起了傳統藥物植物精油、電子儀器加溫、紅外線等進行灸療。但萬變不離其宗，灸的本質還是「火」。清人吳亦鼎在其著作《神灸經綸》中強調，艾灸能深入臟腑，消除體內的寒濕風邪以調養身體；取味道比較芳香的艾做成艾條或艾炷，經常熏療穴位，能夠順暢十二經、深入三陰、調理氣血，輕而易舉地就治療百病。

　　北宋太醫竇材在《扁鵲心書》中指出，真氣是人體的主宰，真氣充足強壯則人體健康無病；真氣孱弱，則人體百病纏身；真氣時有時無，或者沒有了，則人就沒命了。所以保命的第一法則就是以艾灸來增強人體的真氣。氣通則血行，氣滯則血淤。艾灸正是以溫熱的療法推動氣血的順暢運行，活血化淤、溫經散寒，以達到養生保健、延年益壽的作用。

中國人用灸已超過千年

疾不可爲也，在肓之上，膏之下，攻之不可，達之不及，藥不治焉，不可爲也。

《左傳·成公十年》

《左傳》中的這段話所記載的是魯成公十年（西元前五八一年）晉景公患病，秦國太醫令醫緩在爲其診治時所說的話。醫緩所講的「攻」指的是艾灸，「達」指的是針刺。由此可見，艾灸療法在春秋時期就已成爲醫學上一種常用的治療方式。

一九七三年在中國湖南長沙馬王堆三號漢墓出土了《足臂十一脈灸經》、《陰陽十一脈灸經》兩部帛書，這是迄今發現的最早有關經脈論述的專著，也是世界上首次記載灸療的醫學典籍。《足臂十一脈灸經》記錄了78種疾病，《陰陽十一脈灸經》記載了147種疾病，其治療方法都是艾灸。可見中國人用灸治疾至少有二千五百多年的歷史。

到了漢代，中國著名醫學家張仲景在《傷寒雜病論》一書中，非常清晰地指出了哪些病「可火」與「不可火」的治療原則，其所言之「火」便是後人所說的灸法。

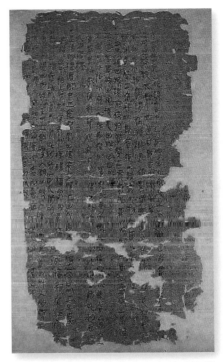

一九七三年馬王堆漢墓出土的《足臂十一脈灸經》，其載：肝痛、心痛、煩心等症，皆灸足少陰脈。

大家都知道中醫的四診法是「望聞問切」，而鮮有人知中醫的四大醫術，即「砭針灸藥」。砭指的是刮痧和按摩，針即針刺，灸則是艾灸，藥指開方用藥。由此可見艾灸在中醫領域的重要地位。只是到了清代以後，因受到種種原因的影響，灸療才逐漸衰退，以至於到了今天，「但見針刺病，不聞艾絨香」，實在是令人惋惜！

孔子提倡「無病自灸」

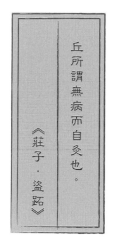

丘所謂無病而自灸也。

《莊子·盜跖》

從《莊子·盜跖》中可以得知，孔子說：「我一直沒有生病就是因為自己經常艾灸」。因為艾灸能夠祛病緩疾、延年益壽，所以孔子長壽功勞肯定缺不了艾灸的調養。

中國人用艾灸治病，在春秋戰國時期就已經發展得相當全面了。比如在《孟子·離婁》就有關於艾灸的記載：「今之欲王者，猶七年之病，求三年之艾也」。這句話是拿艾灸做了一個比喻。古人指出疾病纏身七年依然可以通過艾灸治療，並且恢復健康，由此艾灸的神奇之處可見一斑。

● 醫聖孫思邈灸足三里活百歲

據史料記載，中國歷史上有「醫聖」之稱的孫思邈，幼時體弱多病，中年時喜歡上了艾灸，據其自己述說常常「艾火遍身燒」，且尤其愛灸足三里穴。孫思邈即便到了九十多歲高齡，仍能「視聽不衰，神采甚茂」，甚至在年過百歲之時，還能精力充沛地著書立說。正是因為艾灸的這種神奇功效，令他癡迷不已，在其所著的《千金方》、《千金翼方》兩書中，記載了大量有關艾灸的內容，並在前人的基礎上有所創新和發展。例如，在灸法上他就增加了許多種隔物灸的治療方法，如隔豆豉餅灸、隔泥餅灸、隔附片灸、隔商陸餅灸等。

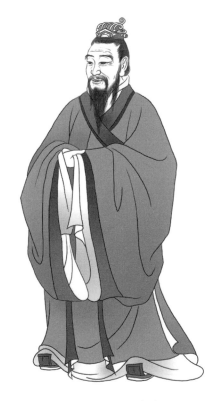

孔子長壽至七十三歲高齡，老年精神矍鑠、髮鬚皆黑，緣於無病自灸。

大宋皇帝是灸療的忠實粉絲

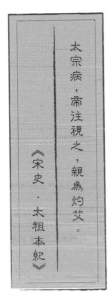

太宗病，帝注視之，親為灼艾。

《宋史‧太祖本紀》

在清朝以前，上至皇家宮廷、下到普通百姓，都十分喜好艾灸，幾乎人人都認可這種既能防病治病、又可養生保健的醫療方法。據《宋史》記載：太祖趙匡胤的弟弟趙光義生病了，趙匡胤急忙前去探望，並親自手持艾條替弟弟灸療，趙光義體有寒濕，溫熱的氣息通過艾灸送入體內，寒熱交織產生疼痛。見弟弟飽受疼痛之苦，趙匡胤心有不忍，於是也給自己艾灸，分擔弟弟的疼痛。古人讚賞趙匡胤對弟弟的深情厚誼，於是用成語「灼艾分痛」來頌揚他的美德，讚賞兄弟之間的情分。

從這段記載可以得知，艾灸療法不僅僅在民間盛行，甚至連皇帝都是艾灸的粉絲。趙匡胤親自為弟弟艾灸、也取艾自灸，可見其對艾灸操作熟練，並且相當信任。

北宋大文豪歐陽修傳世墨寶不多，但是在北京故宮博物院卻收藏著一份「灼艾帖」，其內容是說歐陽修的長子歐陽發曾經接受過艾灸的治療，歐陽修認為艾灸是一門學問，值得探討與研究。南宋著名的

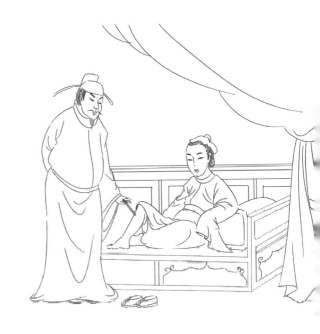

據《宋史》記載：宋太祖趙匡胤親自為弟弟艾灸足三里穴，且取艾自灸。

畫家李唐，擅長山水和人物畫，在他流傳下來的為數不多的作品中就有一幅《灸艾圖》，圖中描繪的是一位村醫坐在小板凳上，正在為病人灸灼背部。此圖是中國最早以醫事為題材的繪畫之一，現存於台灣的台北故宮博物院。

由此可見，在古代艾灸粉絲之多，應用之廣。下至平民百姓，上至達官貴族，無一不將這個神奇的治病養生療法作為治病保健中必不可少的一部分。

古法艾灸牆內開花牆外香

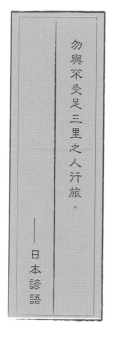

勿與不灸足三里之人行旅。

——日本諺語

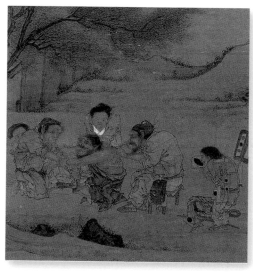

醫生助手穩住病人是因為病人體內寒濕過重、氣血不通，灸療時難免會有痛感。

艾灸療法大約於六世紀東渡日本，根據日本古籍《雲錦隨筆》記載：德川幕府時代，江戶（現東京）的永代橋建造成功。作爲日本當時當地的習俗，每建成一座新橋，都要邀請高齡的長者第一個踏橋過河，以求祝福。最高統治者德川將軍邀請了一位叫萬兵衛的老者來過河，之後德川將軍向其請教長壽的祕訣，萬兵衛哈哈一笑說：「長壽很簡單，我們家祖傳的方法是，在每個月月初的八天裡，連續艾灸足三里穴，堅持不懈。我們全家人的壽命都很長。」德川將軍聽後連連驚歎。

艾灸造福日本人民不僅僅只有這一個例子，在二十世紀二、三〇年代，傳染病肆虐日本，人口銳減。一位名叫原志兔太郎的人在全國發起了一場「國民三里灸運動」，上至日本當時的近衛首相，下至軍隊、工廠、學校都積極開展「養生灸」活動，這個運動大大增強了日本國民的身體素質，提高自身免疫力。原志兔太郎還專門寫了一本名爲《灸法の医学的研究》的書，向人們強烈推薦「自古以來被稱作無痛消災的灸和膾炙人口的足三里灸，作爲新保健法」。原志兔太郎活了一百零八歲，於一九九一年去世，他能有如此長的壽命，應該說是與其用灸、愛灸有著非常密切的關係。甚至在日本，還出現了專門以灸術治病的醫師，可見艾灸在日本被重視的程度。

幾年前熱播的韓國電視劇《大長今》中，就有一個關於艾灸的片段：長今的養父嚴重暈船陷入昏迷，長今考慮到養父在船上的時候不吃不喝而且嘔吐不止，肯定受不了針刺治療的刺激，考慮再三選用了

艾灸為其治療，用艾灸熏灼後養父很快就恢復了健康。可見在那時艾灸療法已經相當普遍，且以一種簡單、安全的療養方式造福人民。

不僅如此，十七世紀左右艾灸療法傳播到了歐洲。德國人甘弗在其傳播過程中起到了重要作用，他曾任荷蘭東印度公司外科醫生，在日本工作期間，他接觸到了相對純正的艾灸療法。在其著作《海外珍聞錄》中，明確主張用艾絨施灸，且附注了一幅圖，標明了施灸的穴位和適應證等。

艾灸療法傳播到西方之後，一開始並沒有引起眾人的廣泛注意。在逐步接觸中，西方人才意識到艾灸的神奇療效。將艾灸運用較為出色的是拿破崙軍中的外科主任拉蘭，一名法國醫師。在行軍作戰過程中，由於條件所限，他最常用的治療方法就是艾灸，治療病症包括麻痺、破傷風、眼疾、關節病、脊椎損傷等。自此，神奇的艾灸在歐洲得到了較大程度的推廣。

古法艾灸不僅僅在中國深受重視，而且被多個國家追捧、重用，真可謂是牆內開花牆外香！

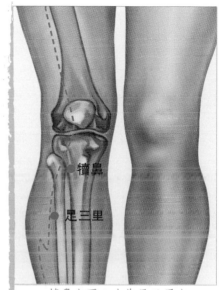

犢鼻穴下 3 寸為足三里穴

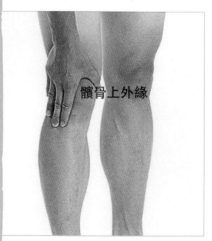

徒手找穴時，同側手虎口圍住髕骨上外緣，餘四指向下，中指指尖處即足三里穴。

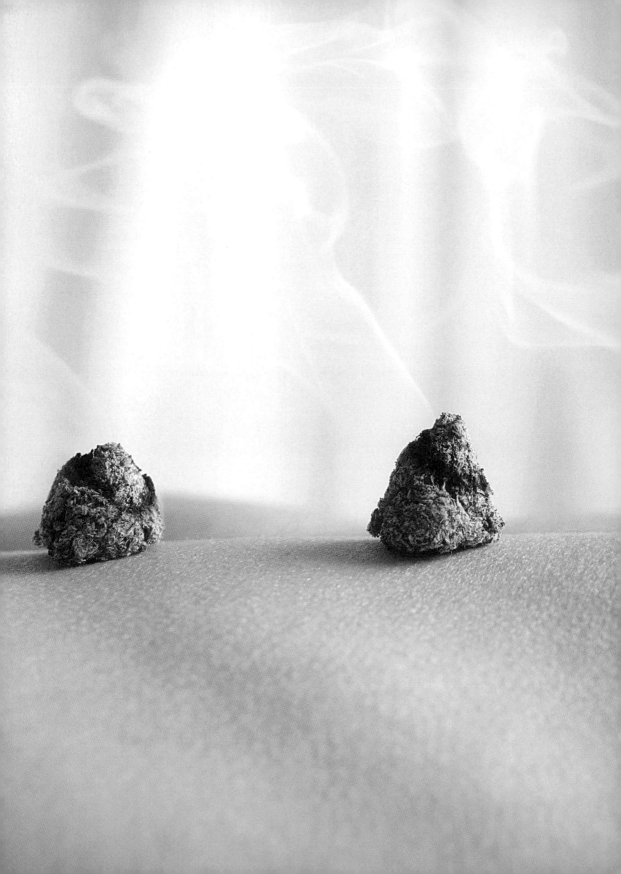

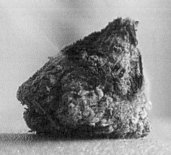

【第二章】

古法艾灸一看就會

古法艾灸的三個關鍵：
穴位、藥草、溫熱

所言節者，神氣之所遊行出入也，非皮肉筋骨也。

《靈樞・九針十二原》

在中國古代如果一位醫生不懂灸法，就要被人質疑是不是一個好醫生！翻開中國的歷史，人們會驚奇地發現：灸療曾經風靡一時，備受青睞，甚至有「灸治百病」的說法。在中國和日本還出現過專門從事灸療的職業：灸師。為什麼艾灸能受到古人如此地大力推崇？這其中究竟隱藏著怎麼樣的奧祕？許多人認為：灸療就是簡單地將一把草燃燒以後，用所出現的煙霧，熏熏人體而已。其實不然！

艾灸療法是由經絡穴位、藥草滲透、溫熱效應三位一體的綜合治療方法。也就是在溫熱的效果下將藥物通過穴位送進體內，從而達到祛病緩疾、強身健體的功效。

穴在漢語中就是窟窿和洞的意思。《內經・靈樞》中描述穴位說：「神氣之所遊行出入也，非皮肉筋骨也。」從中醫角度來講，皮肉之內是一條一條的經絡，而穴位就位於這些經絡上。經絡是氣血運行的通道，氣血停留匯聚的地方就形成了穴位，所以穴位不僅僅在氣血運行中起到樞紐的作用，同時還是機體與外界相互交流的門戶。通過這個門戶，外界的藥物、能量、資訊能夠最迅速快捷地流通到身體各處。灸療時艾條、艾炷要對準穴位經絡，就是要讓藥物和熱量從竅而入，以達到迅速驅病的目的。

何謂藥草？藥草則是指艾條、薑、蒜、鹽等艾灸療治需要的藥物，這些藥物能夠在溫熱的環境下，極大地發揮藥效，且順利滲透到體內，從而增強艾灸的效果。

何謂溫熱？溫熱是艾條被點燃或者藥物被加熱產生的溫度。將艾、薑、蒜、鹽

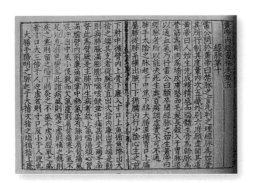

《靈樞・經脈第十》（明刊影宋本）稱：經脈可定生死、處百病、調虛實，取決於經脈是否通暢。

等藥物加熱或點燃，使之產生熱量輻射和藥物彌散的傳播效應，隨後將其放置在穴位所在的皮膚表面，通過穴位這個門戶，以經絡的傳導疏通，向體內輸入藥力、熱能與資訊，從而激發起人體自身的各種反應機制，來調節體內臟腑、經絡、陰陽、氣血的平衡，使之達到養生保健、防病療疾的作用。

一般灸療選擇艾或其他穿透力較強的藥物，這樣能夠在溫熱的作用下，讓藥力快速進入體內。而且灸療的部位正巧是人體內部的門窗，可以在最快的時間、以最短的距離直達部位。所以古法灸療絕不是單純的熏灼，艾灸的療效可以說是三效合一而取得的成果。

試想一下，若艾灸只是一個簡單的火熱熏灼，而無艾草等藥物的配合，則皮膚表面雖有灼痛之感，但無藥物滲透入裡之效。同樣，如果艾灸只是敷點藥物或稍稍溫熱，而沒有一定強度的熱量刺激，只會表熱裡不熱，甚至可能出現如古人所說的「灸不三分，是謂徒冤」，白白治療而起不到應有的效果。所以艾灸取得療效的關鍵就是穴位、藥草與溫熱，三個條件缺一不可，就如同做飯，必須得有米、有火、有技巧。

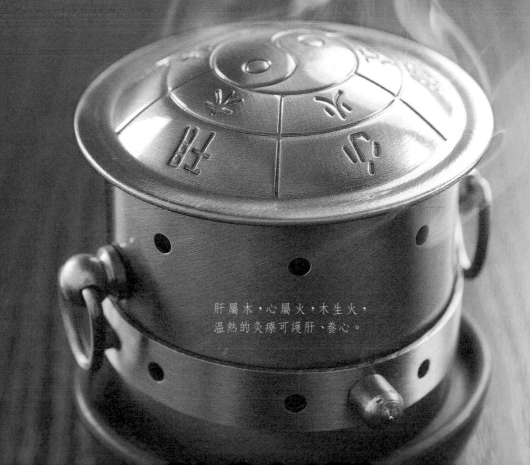

肝屬木，心屬火，木生火，
溫熱的灸療可護肝、養心。

古人經驗一：蘄州艾品質最佳

產於山陽，采以端午，治病灸疾，功非小補。

（明）李言聞《蘄艾傳》

艾產於中國西北、東北、華北、華東、西南、中南等地區，其中以湖北蘄州出產的艾草品質最佳，葉厚而絨多。李時珍的父親李言聞對蘄艾推崇有加，並專門為其立傳，寫有《蘄艾傳》流傳至今。根據李時珍《本草綱目》的記載，蘄艾「灸百病。可作煎，止吐血下痢，下部瘡，婦人漏血，利陰氣，生肌肉，辟風寒，使人有子。作煎勿令見風，搗汁股，止傷血，殺蛔蟲，水煮及丸散任用。止崩血，腸痔血，搨金瘡，止腹痛，安胎。苦酒作煎，治癬甚良⋯⋯」可謂功效神奇，除此之外，相對於其他產地的艾草，蘄艾還具有奇異的香味，點燃其枝葉能夠驅逐蚊蠅，清除瘴氣，具有消菌殺毒的功能。這便是「蘄艾」為何如此著名的主要原因。

古人經驗二：火氣要足

真氣可謂是人生存、強健的根本，而這裡所說的真氣指的就是體內的元陽之氣、生命之火。心為五臟之首、五行屬火，故心火被譽為君火；命門之火即藏匿於腎中的元陽，被稱之為相火。人體的經脈運行、血液暢通、津液的流動等都離不開這兩味火，兩火共同發力在人體內起到推動、溫煦、蒸騰、氣化的作用，使身體運行正常且抵禦外邪。如果沒有了這兩味火，或者二者其一有所損傷，人體都會能量不足、溫煦無力、氣血停滯。人體火旺則陽氣充足，如同日照當空，萬物萌發生機；反之，火衰陽虛，就像布滿陰霾、險象環生。而在中醫裡擅長於溫補者，莫過於艾灸，因為灸性屬火，溫熱，經孔穴而入傳輸於經絡，可直達五臟六腑、十二經脈，循環全身，令人陽氣旺、身體壯、病不發。

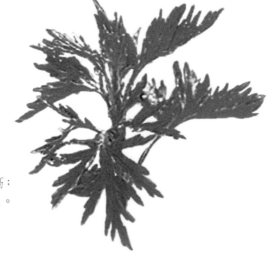

蘄艾，莖直立、三四尺高；葉片輪生、狀如蒿、綠色。

古人經驗三：
多灸背，少灸胸膈

灸多無害。

針入淺而灸宜少，下肢及肉厚處，針可入深，

多灸，惟四肢穴位最妙。凡上體及當骨處，

之地，不宜多灸。背腹陰虛有火者，亦不宜

針灸穴治大同，但頭面諸陽之會，胸膈二火

（明）李梴《醫學入門》

明朝神醫李梴在其著作《醫學入門》中提到，肌肉偏薄之處、骨骼之上，以及大血管和活動關節、皮膚皺紋等部位，應避免採用直接灸。一般來說頭部、面部、胸膈以上的部位不宜多灸，而背部、下肢等肉厚部位則多灸無妨，尤其是背部腧穴多灸、長灸無妨，任何灸法均可使用。背部上有許多重要的腧穴，如肺俞穴、心俞穴、膈俞穴、肝俞穴、氣海俞穴、關元俞穴、三焦俞穴等，常灸肺俞可舒緩心肺之氣；常灸大腸俞能夠行氣導滯、清腸排便；常灸關元俞可調經氣，控精關等。這些穴位與五臟六腑一一對應，所以多灸背部可祛病緩疾、延年益壽。

古人經驗四：
先陽後陰，先左後右

古代著作中關於艾灸的順序都有詳細的論述，被後人譽為「藥王」的孫思邈在其著作《千金方》中就清楚地記載著：艾灸應當遵循先陽後陰，先左後右的原則。中國古代先民多以農耕為作，臉朝黃土背朝天，因此，中醫將背部、上身歸之於陽；腹部、下身歸之於陰。在陰陽學說中，頭為陽、足為陰；左為陽、右為陰。所以按照傳統的中醫理論，施行灸療的順序，一般是先灸上部，後灸下部；先灸背部，後灸腹部；先灸頭身，後灸四肢；先灸左側，後灸右側。

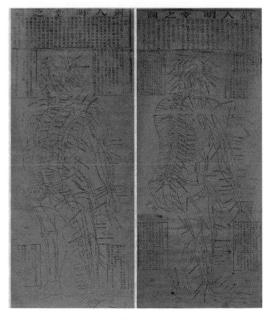

古人認為背部腧穴與內臟一一對應，多灸可延年益壽。

古人經驗五：文火為補，武火為瀉

在艾灸療法中，根據灸療的溫度和方法又有文火、武火之分。文火指的是火力小而緩，在艾灸中溫灸盒、麥粒灸等都被視為文火；武火即火力大而猛的火，艾灸中把大艾炷視為武火。根據明朝楊繼洲《針灸大成》的記載：凡火力由小到大，不須要吹滅而使其慢慢燃盡者為補法，能起到溫陽補虛的作用；如果將火吹旺使病人有燙的感覺，則為瀉法，能起到驅寒散結的作用。這就是古人所說的「文火為補，武火為瀉」。

> 以火補者，毋吹其火，待自滅，即按其穴；以火瀉者，速吹其火，開其穴也。
>
> （明）楊繼洲《針灸大成》

古人經驗六：午時艾灸療效高

據《內經・靈樞》記載：古人將一天分為春夏秋冬四個時期，早晨為春、日中為夏、日落為秋、半夜為冬。早晨人的精氣神開始生髮，病易入體；日中人的精氣神最旺，能戰勝病邪。所以在一天中灸療的最佳時間，是在午時（中午11點至1點）前後。這段時間人體與自然的陽氣逐漸轉旺，並在正午的時候達到頂點，此時療效最好；而清晨卯時、辰時（上午5點至9點）與傍晚酉時（下午5點至7點）、戌時（下午7點至9點），人體與自然均處於陰陽之氣交接的時候，此時灸療，效果會因環境氣溫偏低有所降低。所以，藥物加穴位，再加上一個較為恰當的治療時機，三者完美地結合，才能讓灸療獲得更好的治療效果。

溫灸器灸屬於文火療法，每天灸背部腧穴15至20分鐘，可溫陽補虛。

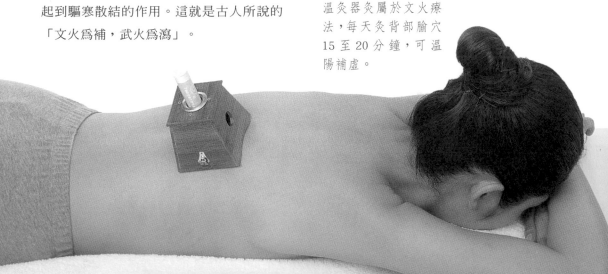

如何分辨艾絨的優劣

揀去淨葉，揚去塵屑，入石臼內，木杵搗熟，

羅去渣滓，去白者再搗，至柔爛如綿為度。

（明）李時珍《本草綱目》

灸療時，必須選用陳久的艾葉，而且越陳越好，因為新艾葉中含有的揮發油較多，燃之不易熄滅，會令人灼痛；而陳艾葉中水分少，同時還會有許多可燃的有機物，易燃易滅，可減少灼痛之苦。特別是用陳艾灸療，火力足、性溫暖，氣味芳香、通透走竄，最吻合灸法溫通溫補的治療特點。製作時，先將陳艾葉反覆曬杵，篩選乾淨，除去雜質，令軟細如綿，製成艾絨。艾絨品質的好壞對艾灸的效果有一定影響。

艾絨的好壞主要由四個條件決定：一是採集的時間，一般在春末夏初，此時的艾葉茂盛而柔嫩，非常乾淨，因為纖維較少；二就是加工的過程，好的艾絨在加工的時候非常細緻，除淨了裡面的泥土和纖維，所以絨體柔軟且細膩；三是貯存條件良好，艾絨乾燥不潮濕；四是貯存的時間比較長，艾絨乾燥且陳舊，其中的纖維已經基本不存在了，所以在燃燒的時候滲透力大、灸感強。

那麼如何分辨艾絨的優劣呢？主要從絨、色、味、煙四個方面入手。

艾絨	優	劣
絨	絨體乾燥、細膩、柔軟、無雜質，可用手指捏成形。	有枝梗、艾葉粒等其他雜質，質感生硬不易成形。
色	土黃色或金黃色為好。	偏綠色為當年艾。
味	味道溫和且有艾草的芳香，不刺鼻。	刺鼻、嗆鼻、有黴味、有青草味等。
煙	煙色淡白、不濃烈，煙霧由下而上繚繞。	火力剛烈，燃燒時爆燥易掉渣，容易燙傷。

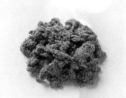

優質艾絨：細膩柔軟，無雜質，色金黃。

劣質艾絨：有枝梗、艾葉粒等雜質，色偏綠。

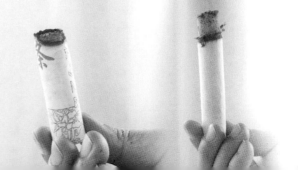

優質艾條：煙色淡白，煙霧由下而上繚繞。

劣質艾條：煙色暗，燃燒爆燥易掉渣。

艾葉泡腳也驅寒

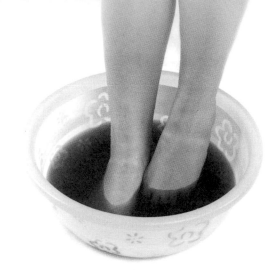

煮好的艾葉水自然降溫到42℃再洗腳。

春天洗腳，升陽固脫；夏天洗腳，暑濕可去；秋天洗腳，肺潤腸濡；冬天洗腳，丹田溫灼。

——俗語

很多人知道泡腳好，但卻不知道爲什麼好。這是由腳的特殊位置所決定的，腳位於人體的最下端，離心臟的位置最遠，血液循環功能偏弱，因此氣血流到此處時，能量嚴重衰減，再加上足部皮下脂肪少、保暖能力差，所以腳的溫度一般要低於人的正常體溫，這也就能解釋爲什麼不少人尤其是女性常常會感到腳下冰冷，哪怕是穿得很暖和或者放上暖水袋也無濟於事。從養生的角度講，腳一定要暖、千萬不可著涼，因爲腳屬陰，是體內陽氣最弱之處。

溫水泡腳不僅可以改善腳部的血液循環，減少體內各種代謝產物的堆積，有助於消除疲勞、驅寒保暖；它還可以通過刺激腳部皮膚上的神經感受器調節人體內臟器官的功能。特別是在臨睡前用熱水泡腳，能對中樞神經系統產生溫和的刺激作用，讓大腦皮質進入抑制狀態，改善睡眠品質。

正常人泡腳能夠達到以上效果，然而陽氣不足、陰盛寒重之人，僅僅用溫水泡腳還不夠，這時用艾葉煮水泡腳，則能達到相當理想的效果。因爲艾葉性溫而辛香，能暖氣血而溫經脈，逐寒濕而止冷痛，對治療胃部以下廣泛部位的虛寒或者上盛下虛之症有奇效。

操作時，先取50克艾葉撕碎放在鍋內加水燒煮，待水沸騰後再煮10分鐘，隨後倒入泡腳盆中，等水溫降至42℃左右時，便可將腳浸泡於泡腳盆內，一直到全身微微出汗爲止。

泡腳後，按摩湧泉穴可延年益壽。

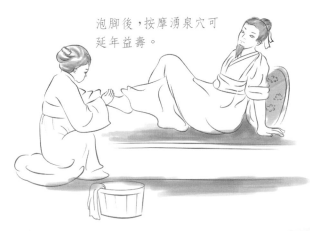

在家自製艾條、艾炷

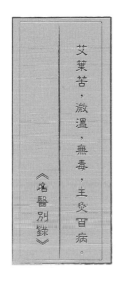

艾葉苦，微溫，無毒，主灸百病。

《名醫別錄》

在艾灸過程中，不可缺少的就是艾條和艾炷，中醫器材行能買到成品，但自製艾條、艾炷也相當簡單，容易操作。

首先要準備艾絨，可以去中醫器材行購買由正規生產廠家用熟艾葉加工完畢的現成艾絨，購買時注意，若艾絨生硬、不易團聚、燃燒時爆散掉落而灼傷皮膚，則不宜採用。倘若是自己採集新鮮的野生艾葉，需要在去掉粗梗雜質之後，將艾葉置於陽光下曝曬乾燥，然後搗碎，篩去尖屑、雜梗、泥沙等異物後，再反覆曬、搗、篩數次，將其揉爛如棉，便可得到淡黃色潔淨細軟的艾絨了。隨後根據需要，將艾絨製成不同形狀、不同大小的艾條、艾炷、艾餅備用，剩餘的艾絨不用時，應放在乾燥的容器內，注意防止潮濕和黴爛，天氣晴朗時可取出反覆曝曬幾次。

● 艾條的製作方法

先將適量艾絨，用雙手捏壓成軟硬適度利於燃燒的長條形，然後將其置於質地柔軟疏鬆，但又較為堅韌的桑樹皮紙或純棉紙上；再搓卷成圓柱形狀，最後用漿糊或膠水將紙邊黏合，兩端紙頭壓緊壓實，即可製成長約20公分，直徑約1.5公分的清艾條；如果在艾絨中加入了其他中藥成分，即可制成藥艾條。

● 艾炷的製作方法

先將適量艾絨置於平底瓷盤內，隨後用食指、中指、拇指將其捏緊，以較為緊實、不太鬆軟為好，撚成上尖下圓柱狀的艾炷。根據治療的需要，艾炷一般可做成拇指大、蠶豆大、麥粒大，大、中、小三種艾炷。

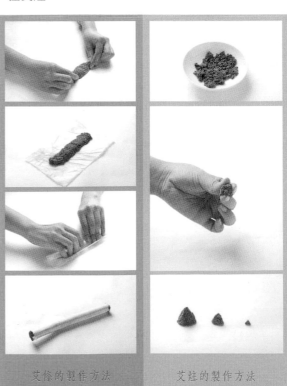

艾條的製作方法　　　　艾炷的製作方法

性情溫和的艾條灸

藥之不及，針之不到，必須灸之。

（明）李梴《醫學入門》

艾灸的操作，一般都較為簡單，與針相比，它不需要專業的行針手法，所以灸的範圍比較大，取穴也沒有針刺嚴格。灸療中適用的艾條和艾絨都有成品出售。購買時注意以金黃色、柔軟如茸、無細梗等雜質的艾絨品質為好。艾條中有清艾條和藥艾條兩種，家庭溫灸用清艾條即可。

艾條灸是將點燃的艾條懸於施灸部位之上的一種灸法。艾火距皮膚一定的距離，施灸的時間為10至20分鐘，灸至皮膚溫熱紅暈，又不至於燒傷皮膚為好，故又稱為懸灸。懸灸根據其具體操作方法的不同，還可分為溫和灸、雀啄灸、迴旋灸。

溫和灸：將艾條的一端點燃，對準所灸穴位或患病處，離皮膚2至3公分距離處，進行熏燒，使所灸部位既有溫熱感，又無灼痛，一般每穴灸上10至15分鐘，至皮膚稍有紅暈就可。施灸者可將食指、中指置於施灸部位兩側，感知受熱程度。

雀啄灸：施灸時，艾條點燃的一端與施灸部位皮膚之間距離並不固定，而是像鳥雀啄食一樣，一上一下地移動。雀啄灸的熱感要強於其他懸灸法，所以適用於急症和比較頑固的病症。

迴旋灸：施灸時，艾條點燃的一端與施灸皮膚雖保持一定的距離，但灸條位置可均勻地向左右方向移動，或反覆旋轉地進行。這種灸法能夠帶來大範圍的溫熱刺激，所以比較適用於五官科、婦科、風濕、神經麻痺等病症。

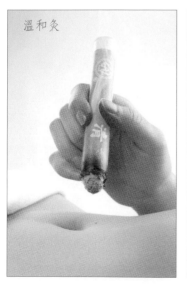
溫和灸

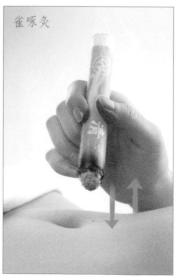
雀啄灸

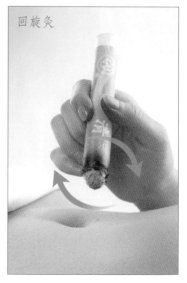
回旋灸

直接充足的艾炷灸

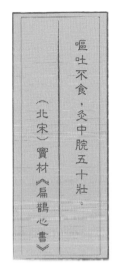

（北宋）竇材《扁鵲心書》

嘔吐不食，灸中脘五十壯。

把艾絨做成大小不一的圓錐形，叫做艾炷。艾炷小如米粒，大似棗。每燃燒1個艾炷，稱為1壯。灸療過程中若將灸炷直接放在皮膚上進行灸療，則被稱之為直接灸。操作時，先在施灸部位抹上凡士林等潤膚油膏，以潤澤保護皮膚；再根據病症選擇大小適宜的艾炷，把艾炷放置於施灸穴位上面，點燃艾炷頂端。等艾炷將燃燒至被灸者皮膚2／5或1／4時，用鑷子取下艾炷，換上另一艾炷繼續灸，每次可灸3至7壯。根據灸後有無疤痕出現，艾炷灸又可分為疤痕灸和非疤痕灸兩類。

疤痕灸：又稱為「化膿灸」。選擇黃豆大或棗核大的艾炷，直接放在穴位上施灸。因這種灸法之後局部會產生炎症，漸至化膿，所以古人稱為「灸瘡」或「灸花」，癒合後隨著灸瘡的結痂脫落，局部有疤痕組織形成，故得名。疤痕灸是中國歷史上應用時間最長的一種灸療法。

非疤痕灸：灸時先在施灸部位塗少量油膏，然後將艾炷放在穴位之上將其點燃。當患者感到皮膚灼痛時，即夾去或壓滅艾炷，更換艾炷再灸，連續灸上3至7壯。以局部皮膚出現輕度紅暈為度，一般不會留下疤痕。此種灸法不留痕跡不化膿，病人易於接受，應用比較廣泛。

在施灸部位塗凡士林等潤膚油膏，較不會留下疤痕。

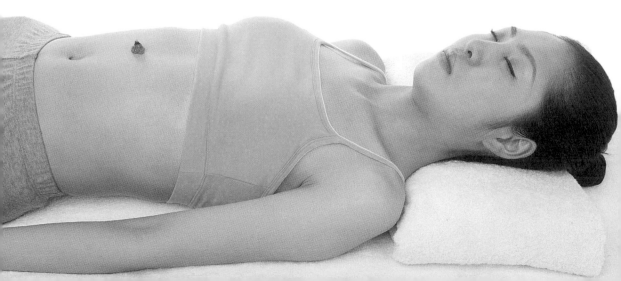

名目繁多的隔物灸

艾炷不直接放在皮膚上，而在中間墊上藥物，稱爲間接灸。根據襯隔藥物的不同，又可分爲隔薑灸、隔鹽灸、隔蒜灸、隔附子餅灸等。這種灸法火力溫和，具有艾灸和墊隔藥物的雙重作用，經常被用於一些慢性疾病的調理與治療。

隔薑灸： 將新鮮生薑切成約0.5公分厚的薄片，中心處用針穿刺數孔，上置艾炷，放在穴位上燃灸，當患者感到灼痛時，可將薑片稍許上提，旋即放下，再行灸治，反覆灸治直到皮膚出現潮紅爲止。

隔蒜灸： 將大蒜切成約0.5公分厚的薄片，中間用針穿刺數孔，放在穴位或腫塊上（如未潰破化膿的膿頭處）用艾炷灸之，每穴1次可灸5至7壯。因大蒜分泌物容易刺激皮膚，造成灸後起皰，故應注意皮膚的防護。

隔鹽灸： 又稱神闕灸，本法只適於臍部。使用時讓患者仰臥屈膝，以純白乾燥的食鹽，填平臍孔，再放上姜片和艾炷施灸。如患者臍部凸出，可用濕麵條將臍

穴圍成「井口」，填鹽於中再施灸。

隔附子（餅）灸： 以附子片或附子餅（將附子切細研末，以黃酒調和做餅，厚度約0.5公分，直徑約2公分）作爲間隔，上置艾炷燃灸。灸時，可不斷更換附子片（餅）重複燃灸，直至皮膚出現紅暈爲止。

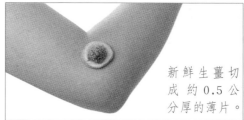

新鮮生薑切成約0.5公分厚的薄片。

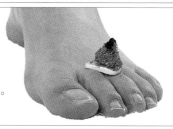

蒜加熱的分泌物容易刺激皮膚，造成灸後起皰。

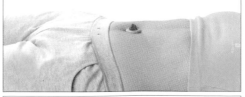

用食鹽將臍孔填平，再放姜片和艾炷。

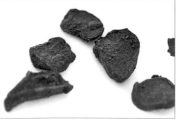

生附子有毒，與生薑、甘草等配伍可降低毒性。

省力又方便的輔助工具

● 古人的溫灸器灸：艾罐灸

古代的溫灸器被稱之爲艾罐。大多爲銀器、竹器、陶器製品，大小如面碗一般。其中央是一個擁有十多個孔的小筒，放置艾粒；罐的底部也設有許多小孔。這樣當罐筒中的艾粒被點燃之後，熱量就可經過筒內和罐底的小孔，傳導到皮膚表面的穴位上。

● 融合高科技的現代溫灸器灸

現代溫灸器灸，採用無煙艾條或艾油，通過微電子技術熏烤加熱，將艾的氣味和熱量，輸送到經絡穴位處。甚至有的溫灸器還配有紅外線、雷射等發射裝置，將光針與溫灸相結合，可將體表溫度控制在42℃至50℃。

● 針灸結合的溫針灸

溫針，又名熱針、燒針尾、傳熱灸。

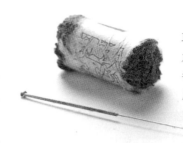

取長約2公分左右的艾條段，每次溫針灸時用1至2段。

是將針刺與艾灸相互結合的一種治療方法，操作時，先將針具刺入腧穴，並提插旋撚得氣，給予適當的補瀉手法；最後留針時，再將純淨細軟的艾絨捏在針尾上部，或用一段長約2公分的艾條插在針柄之上，將其點燃施灸。當艾絨或艾條燃燒完畢之後，除去灰燼將針取出。

● 伴有聲響的溫灸：燈火灸

它是用一根燈心草，以麻油浸之，燃著後，於應灸的腧穴上爆之。如果此時聽到「叭」的一聲響，即爲1壯。其主要功能是：疏風解表、行氣化痰、清神止搐。燈火灸大多用於治療小兒胃痛、腹痛、脹滿等病症。

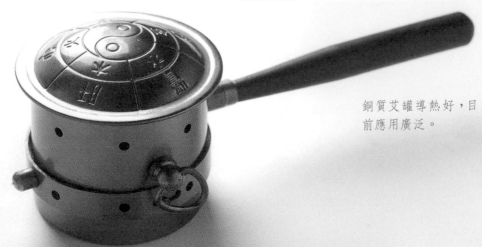

銅質艾罐導熱好，目前應用廣泛。

選好壯數很重要

取艾之辛香做炷，能通十二經，走三陰，理氣血，治百病，效如反掌。

（清）吳亦鼎《神灸經綸》

治療時間是影響治療效果的關鍵因素之一，《醫宗金鑒》中有「凡灸諸病，必火足氣到，始能求愈」的記載，由此可見，因灸從久，所以灸療都需要堅持一定的時間方可見效。

每燃燒1個艾炷，稱之為1壯，每灸1次少則3至5壯，多則數十壯、數百壯。而其他灸法，像艾條灸、溫灸器灸，一般都以時間來計算。例如，採用溫灸器灸時，每個穴位每次可灸15至20分鐘。

慢性疾病的灸療，前三天每天灸1次，以後每間隔一日或二日再灸1次，連續灸治1至3月為一療程，時間長者甚至可長達半年或一年以上。如果是用於養生保健，則可以每月灸3至5次，不受時間限制，長期堅持效果更好。如果是治療急性病，發作期間可灸一兩次，等病情緩解之後即可停止，沒有必要硬性規定治療的時間和次數。除此之外，也可按年齡選擇治療的壯數，如成年人每穴可灸7至9壯，少年兒童每穴灸3至5壯。

灸療壯數（時間）的選擇除了考慮病症跟年齡外，還應考慮到天時地理因素，如冬天或北方氣候比較寒冷時，壯數（時間）宜稍多或長些；而夏天或南方氣候偏於溫暖時，壯數（時間）可稍少或短些。病在淺表灸量要小；病在深處灸量要大；所取穴位皮肉淺薄者，宜以小灸量，皮肉厚實者，宜以大灸量。如果以身體部位來定，腰背部、四肢可多一些；頭面部、胸部可少一些。

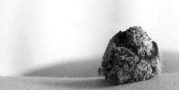

3至5個艾炷同時灸治，擴大了灸療的部位和效果。

快速取穴有絕招

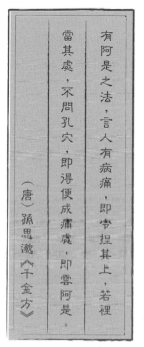

有阿是之法，言人有病痛，即令捏其上，若裡當其處，不問孔穴，即得便成痛處，即云阿是。

（唐）孫思邈《千金方》

灸療屬於中醫經絡療法的一部分，是穴位經絡、藥物滲透、溫熱效應三位一體的綜合治療，因而灸在何處就顯得非常重要！並不是說隨意選擇一個地方灸就行，因此要想獲得滿意效果，除了需要合適的灸療壯數（時間）外，還得選擇正確的位置，就是選穴。

● 在疾病疼痛部位找穴位

許多人艾灸，常常因為不清楚穴位的具體位置，不知從何下手。其實最簡單的辦法就是在病痛或者不舒服的部位直接進行灸療，這便是中醫經絡學中的「近部選穴」法。凡是局部出現疼痛、腫脹、僵硬、條索狀突起等異常，說明這裡一定存在著「筋脈拘急、氣血不通」的情況，中醫將它稱為「阿是穴」、「不定穴」。

● 跟著經絡走向找穴位

其實穴位的分布都有一定的規律可循，所以如果能花點時間稍微瞭解一點經絡知識，那就更好了。例如，與臟相連的肯定是陰經，不管是上肢還是下肢，陰經都應該在其腹側或者前側；而與腑相連的一定是陽經，不管是上肢還是下肢，陽經必定在背側或者後側。若再要仔細劃分，太陰、陽明走在外，厥陰、少陽走中間，少陰、太陽走在裡。所以，當你實在不知道穴位具體位置時，只要沿著經絡的大概路線循經尋找，距離穴位的真正位置就不會太遠了。

● 依據陰陽理論找穴位

中醫裡我們聽到最多的就是「陰陽」二字，經絡穴位的分布也是如此。如「頭為諸陽之會」，所以頭在上為陽，也就是說人體大部分的陽經，都會上行於頭，所以陽經的穴位最為集中在人的頭面部。相反，腳在下為陰，尤其是儲藏人體精氣、主管生長發育的足少陰腎經，即起於足底；再加上足厥陰肝經、足太陰脾經，皆發源於足趾；因此，踝部以下的穴位，大部分都是陰經之穴。軀幹部位同樣如此，若要找陽經之穴，到背部去尋，若要找陰經之穴，到腹部即可。如果明白了這一點，尋找穴位可以說是易如反掌。

● 按照黃金分割律找穴位

對於一些沒有學過中醫，不知穴位分布於何處，而又想採用灸療的人，還有一個比較簡單的找穴方法，就是按照黃金分割律找。因為人體的許多重要穴位，大都分布在0.618這個黃金分割點的附近。

所以，只要在人的軀幹或肢體部位，對其長度按照0.618的黃金律加以分割，然後對此處進行灸療，都可以起到養生保健、防病祛疾的作用。

三陰交穴，處在小腿上中
2／3與下1／3交界處。

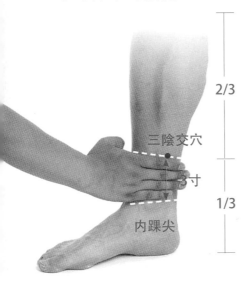

足三里穴，則
在小腿上 1／3
與中下2／3交
界處。

人中穴，位於髮　際
至下巴底的上中2／3
與下1／3交界處。

湧泉穴，位於足趾與足跟的
前1／3與中後2／3交界處。

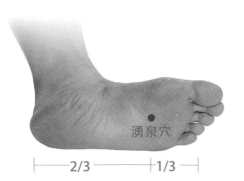

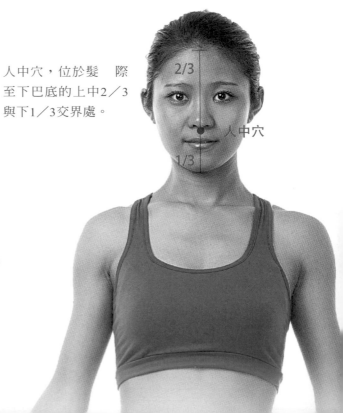

● 骨度分寸定位找穴

骨度分寸定位法，是一個最傳統最古老的找穴方法。所謂骨度分寸法，就是先確定人體某個部位的一個具體長度。例如，人的頭部，從前髮際至後髮際的長度是12寸；上腹部，從胸劍連合到臍中為8寸。然後，再從這個長度中劃分出若干個等分，比如頭可分為12個等分，上腹部分為8個等分。這個長度和劃分的標準，在中醫裡面稱之為「寸」，但此「寸」不是度量衡中「寸」的概念，而是指經絡理論中特定的「同身寸」。

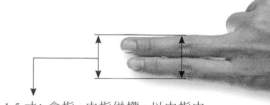

1.5 寸：食指、中指併攏，以中指中節橫紋處為準，其寬度為 1.5 寸。

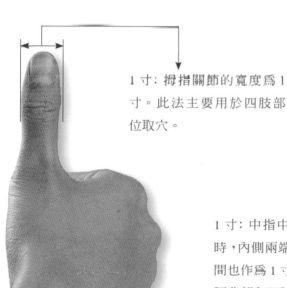

1 寸：拇指關節的寬度為 1 寸。此法主要用於四肢部位取穴。

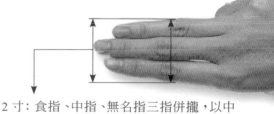

2 寸：食指、中指、無名指三指併攏，以中指中節橫紋處為準，其寬度為 2 寸。

1 寸：中指中節屈曲時，內側兩端紋頭之間也作為 1 寸。用於腰背部和四肢取穴。

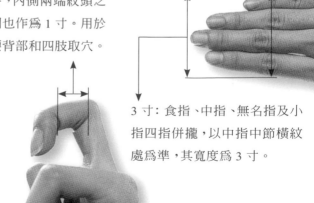

3 寸：食指、中指、無名指及小指四指併攏，以中指中節橫紋處為準，其寬度為 3 寸。

艾灸的禁忌症及注意事項

　　雖然古往今來，使用灸療的人多之又多，方法簡便又安全，但應用時仍必須注意，以下情況時避免艾灸。

　　❶中醫範疇內的實熱證或陰虛發熱病症，如高熱、高血壓危象、肺結核大咯血、嚴重貧血、急性傳染性疾病，患病期間不宜進行灸療；患有器質性心臟病伴有心功能不全、精神分裂症的病人不宜進行灸療；❷臉面部、頸部以及大血管經過的體表區域、黏膜附近不宜進行灸療；❸過饑、過飽、大量飲酒、精神情緒過於激動、極度疲勞的情況下不

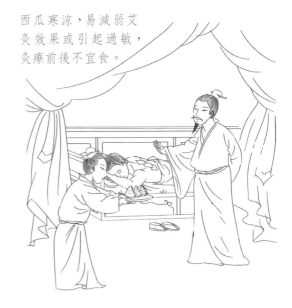

西瓜寒涼，易減弱艾灸效果或引起過敏，灸療前後不宜食。

宜進行灸療；❹皮膚癰疽瘡癤發作期間，局部紅腫熱痛者不宜灸療；❺處於孕期或經期的女性，腰腹部位不宜進行灸療。

　　除了以上的禁忌，施灸過程中的其他注意事項，見下表。

施灸步驟	注意事項
施灸前	根據被灸者的身體素質和疾病情況，確定灸療方法並選好穴位；病情需要疤痕灸時，須事先取得被灸者的同意。
施灸準備	告之被灸者注意事項，以取得合作與配合；讓被灸者自己選擇一個既暴露穴位，又平正舒適的身體體位，利於灸療。
施灸中	密切觀察被灸者的身體狀況，並按照治療的需要，調節好灸療的時間。施灸壯數上腰背部、腹部可稍多，胸部、四肢施灸可少些，頭頸部最少。施灸時間上青壯年時間宜長，壯數稍多，老人、小兒時間宜短，壯數稍少。艾條熏灸時，近則燙傷皮膚，遠則影響效果，故應常詢問被灸者溫熱感是否恰當，探視被灸處皮膚潮紅程度有無變化。
施灸後	立即熄滅灸火、除去艾灰，將用過的艾條放入密閉的瓶中，以防死灰復燃或煙火、艾灰掉落，而灼傷被灸者的皮膚或衣物；並讓被灸者休息片刻後，再外出行走運動。

腳部、腰部宜常灸

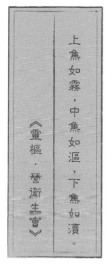

上焦如霧，中焦如漚，下焦如瀆。

《靈樞·營衛生會》

我們常說「寒從腳入，濕從腰入」，這句俗語提醒大家要注意腳部和腰部的防寒與保暖，為什麼呢？

首先說腳，從五行上來講，心屬火，腳恰恰位於離心臟最遠的地方，又處於身體的最低端，當血液從心臟被擠壓出來的時候，循環之後運行到腳部，這個時候心臟所輸出的能量已經衰減到最低了，而且氣血流動的速度也越來越慢，自然腳部就成為了人體陽氣最弱的地方。腳，陽氣最弱而陰氣最盛，所以它也就成了外界自然環境中各種寒冷因素最容易侵襲人體的地方。所以現代人養生保健，定要經常灸以純陽之艾火，灸腳部的申脈、至陰、太谿、太衝、然谷、隱白等穴，每穴5至10分鐘，即可益氣壯陽、散寒通絡，振奮體內陽氣，使人精氣充盈、氣血旺盛、無病少病。

腰位於身體的正中間，圍繞在肚臍四周，上有脾胃、下有腎與膀胱，可謂起到樞紐的作用。《靈樞·營衛生會》說：「中焦如漚、下焦如瀆。」簡單來講中焦指的是人體的上腹部位，脾胃二臟都屬於中焦，中焦的主要作用就是消化日常所吸收的食物，並汲取其能量供給身體各處；下焦是指小腹，腎、膀胱二臟都屬於下焦，主要作用是排泄身體各處產生的垃圾及中焦送來的糟粕。如果飲食生冷、運化受阻、陽氣不足、排泄不暢，無論是脾胃、腎、膀胱哪個器官出現問題，濕邪首先侵犯的必是腰腹。正是源於此，我們才說「濕從腰入」，平時養生時多灸腰腹部位的氣海穴、神闕穴、關元穴、腎俞穴、大腸俞穴、膀胱俞穴等，用艾條迴旋灸，每穴10至15分鐘，即可健脾補腎、運化水濕、健脾運化、補腎精氣，運膀胱助津液氣化。

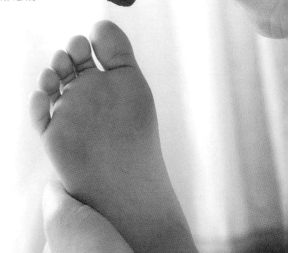

雀啄灸隱白穴5至10分鐘，可緩解經痛

古人認為灸出瘡花才能「開門驅邪」

造成皮膚灸傷起皰的主要原因，可分為無意和有意兩種。無意者大多是因灸療時溫度或時間沒有控制好，或艾灰脫落、操作失誤等引起的；而有意者則不同，他們是專門特地為了「灸瘡」而來。在中國傳統醫學中有一種觀點認為，引出「灸瘡」是「開門驅邪」，只有發出灸瘡「風寒乃出」，「如不得瘡發膿壞，其疾不愈」，故在古人眼裡疤痕灸（化膿灸）有著其他灸法無法比擬、十分獨特的治療效果，在針灸療法中至今仍占有一席之地。雖然瘡花有礙觀瞻，但是古人認為「能忍一頃之灸，便有再生之理（宋《備急灸法》）」。

如唐朝藥王孫思邈提出「若要安，三里常不乾」，這裡所說的三里常不乾，就是指在足三里穴使用化膿灸，使其不斷有分泌物滲出。怪不得清代李守先在其著作《針灸易學》中強調「灸瘡必發，去病如把抓」，可見古人對瘡花的推崇。

> 若要安，三里常不乾。
>
> （唐）孫思邈

● 發皰灸的處理

「灸瘡」產生的水腫或水泡，醫學將這稱之為灸傷。灸傷的程度和相應的處理方法可見下表。

施灸步驟	損傷程度及表現	癒合時間	有無疤痕	處理方法
一級灸傷	局限於皮膚基底層以上組織	5 至 8 天	無	若水泡直徑在 1 公分左右，此時可不做任何處理，待其吸收即可。若水泡直徑為 2、3 公分，多數會自行破裂，待水流盡可塗點龍膽紫，以預防感染；千萬不可剪去泡皮，等待其結痂自愈
二級灸傷	皮膚基底層被破壞，但未損傷到真皮組織，所發生的水腫、潰爛、體液滲出等	7 至 20 天	永久性淺在疤痕	創面如有水泡，可在第 5 天去皰放水，並暴露被破壞的基底層。為了防止感染，可使用一些殺菌軟膏局部敷貼，每 4 日換藥 1 次，待其自愈
三級灸傷	大部分或全部真皮組織受到破壞，皮膚發生乾枯變白、水腫潰爛	20 至 50 天	較厚的永久性疤痕	直接敷貼消炎軟膏即可，每 4 日換藥 1 次。創面流出的無菌膿液不必清理，直到結痂自愈為止

在家灸療防燙傷

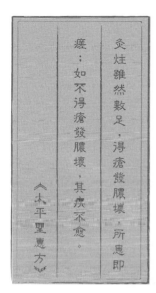

灸炷雖然數足，得瘡發膿壞，所患即瘥；如不得瘡發膿壞，其疾不愈。

《太平聖惠方》

然古人認為艾灸不出艾瘡、不發膿病好不了，但是一般在家操作時還應注意避免被燙傷。大多數的無損傷灸療（溫和灸）操作都比較簡單，只要被灸者自我感覺溫度舒適、皮膚泛出潮紅即可。

● 艾條灸

可先點燃艾條，隨後放置在被灸穴位的2至4公分處，或上下或迴旋進行施灸，此時局部皮膚可有溫熱感出現，但距離不宜太近，以免引起灼傷疼痛；每次灸灼時間為15至30分鐘。若灸灼過程中艾灰較多，應及時將艾灰倒置於碗盤中，以避免煙火脫落燙傷皮膚。

● 艾炷灸

選擇大小適宜的艾炷，隨後在施灸部位塗上凡士林等物，使局部具有黏附作用，再將艾炷放置於被灸穴位的上方，點燃艾炷頂端，等到艾炷即將燃燒至被灸者皮膚2／5或1／4時，即用鑷子取下艾炷放入碗盤，再換上另一艾炷繼續點燃，一般每次可灸3至7壯。

● 隔物灸

應事先準備好蒜、薑等物品，如厚度為0.2至0.5公分、直徑約2公分的鮮薑片，或橫切好的鮮蒜片或搗成0.5公分厚的鮮蒜泥，或已制好的現成附子餅等敷於穴位處，臍部也可敷上食鹽，再進行艾灸，等到被灸者有灼熱感時，即可更換艾炷，連灸3至5壯。

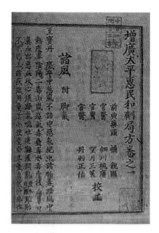

宋代醫學典籍《太平聖惠方》認為頭部灸療時間不宜長。

● 溫灸器

在被灸的穴位處，敷上事先準備好的藥物，或塗抹上芳香植物精油，隨後將溫灸器與被灸穴位距離調整到合適距離，開啟溫灸器的電源開關即可。灸療時間控制在20至30分鐘。中途也可根據被灸者的自我感覺或治療的需要，隨時調整距離及穴位。

● 冷灸

施灸前先將藥物研細搗亂，將其敷貼於所灸的相關穴位處。由於冷灸的藥物，多數需要敷貼一段時間，故貼後應及時觀察穴位的局部情況，若出現難以忍受的疼痛或者過敏，應立即除去所敷貼的藥物。

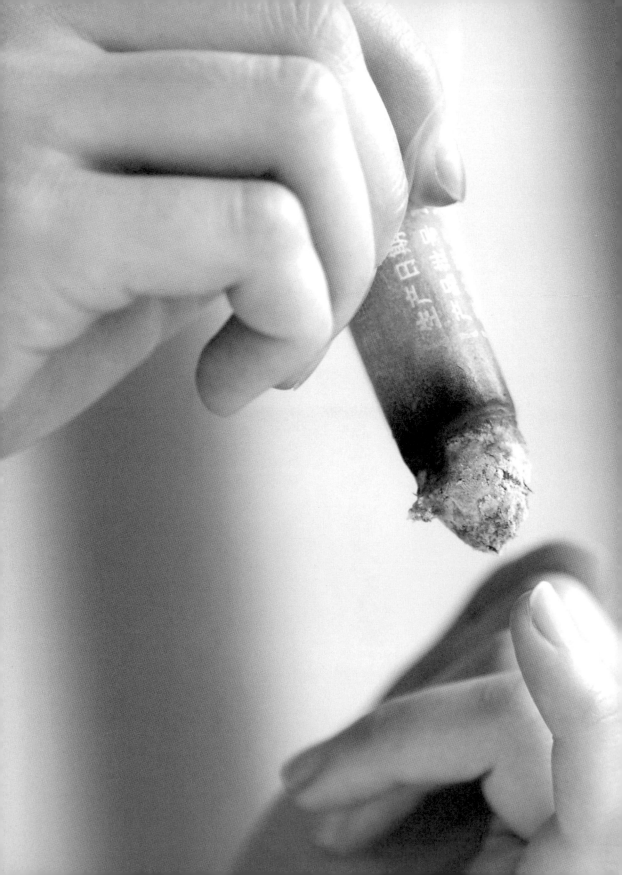

【第三章】

一年四季保健灸

將寒濕擋在身體之外

三伏灸和三九灸

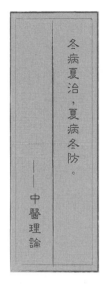

冬病夏治，夏病冬防。

——中醫理論

不少人都知道「冬病夏治」，積極回應「三伏灸」，每年的三伏天，許多醫院的中醫科、針灸科常常是門庭若市。而人們對冬季的「三九灸」則知之甚少，這時候往往吃補膏、喝補酒、食補的人很多，卻忘了還有一種最適合冬季使用的進補方式：艾灸。因為人體與自然界中的陽氣（溫暖升發之氣）一致，都生於春、旺於夏、收於秋、藏於冬，「三九」嚴寒，正巧是大自然陽氣最弱、陰氣最盛的時候，此時施用灸法，正可以利用冬季萬物生機潛伏於內、閉藏不泄的生理特點，益氣壯陽、祛陰散寒、滋補強身。同樣，「三伏」暑熱，正巧是大自然陽氣最強、陰氣最弱的時候，人的皮膚毛孔張開、體內新陳代謝比較旺盛，此時使用艾灸療法，既有利於藥物的快速滲透與進入，又可借助炎熱的氣候環境、驅除體內的陰寒之氣。正是源於以上兩點，才有中醫提出的著名理論：「冬病夏治，夏病冬防」。

「三伏灸」和「三九灸」簡單來說就是在一年中特定的日期進行的一種艾灸療法，將有刺激性的藥物敷貼在人體的穴位上，不同於艾條和艾炷灸，這種方法不用火，又名冷灸，但效果是一樣的。如果不想去醫院，也可在家艾灸。

三伏指的是一年當中最熱的時候，也就是頭伏的第一天、中伏的第一天和末伏的第一天；三九則是一年當中最冷的時候，就是農曆中一九、二九、三九的第一天。「三伏灸」和「三九灸」在中國古代時就已經相當流行了，體現了古人一直宣導的天人合一的自然療法，但是並不是所有的病症都適合在「三伏」天灸療，一定要根據醫生的診斷。還有不少人認為「三伏灸」的時間越長效果越好，其實不然，灸療的時間一般根據患者的性別和體質而定。

在三伏天或者三九天艾灸的時候，要注意午時前後是最佳治療時間，但是因為大部分醫院中午都休息，所以選擇上午10至11點的時候最佳。

此外，在進行「三伏灸」或「三九灸」時，還必須注意適當地忌口，如治療期間，不宜大量進食海鮮、鴨肉、鵝肉、苦瓜、西瓜等過於寒涼的食品，容易引起過敏或者減弱治療的效果。具體的針對病症及敷貼穴位詳見下表。

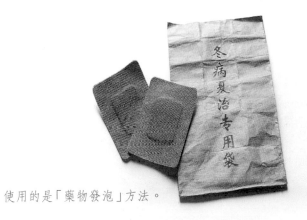

使用的是「藥物發泡」方法。

	三伏灸	三九灸
敷貼時間	頭伏第一天、中伏第一天、末伏第一天	一九第一天、二九第一天、三九第一天
當日最佳時間	中午 12 點最佳；上午 10 至 11 點次之	中午 12 點最佳；上午 10 至 11 點次之
貼穴時間	成年人 2 至 4 個小時；兒童 1 至 2 個小時	成年人 2 至 3 個小時；兒童 0.5 至 1 個小時
敷貼穴位	大椎、膏肓、肺俞等穴	大椎、風門、命門、肺俞、心俞、中脘、神闕、氣海、足三里、三陰交、湧泉等穴
主治病症	支氣管哮喘、慢性支氣管炎、過敏性鼻炎、慢性咳嗽、慢性腸胃炎、消化不良、潰瘍病、慢性腹瀉、風濕與類風濕性關節炎、僵直性脊椎炎、骨質增生、頸肩腰腿痛等冬季或寒冷時較易發作的疾病	身體疲乏、功能虛弱之人，眾多慢性疾病，關節退行性病變、胃腸道疾病、面部神經麻痺等冬季高發性疾病
禁忌人群	孕婦、心臟病患者、陰虛火旺體質者、皮膚嚴重過敏者	孕婦、心臟病患者、疤痕體質、肺結核、支氣管擴張等病症的患者
正常反應	貼藥後局部皮膚微紅或者有色素沉著、輕度搔癢等不影響療效的反應均為正常反應	局部皮膚產生紅暈或者因貼藥時間過長而導致的水泡屬於正常現象
不正常反應	貼藥後局部皮膚出現刺癢、疼痛、灼熱或者出現紅腫、水泡現象，應諮詢醫生	局部皮膚疼痛難忍或者產生過敏現象，應諮詢醫生

春時防風守四關

合谷穴、太衝穴

太衝、合谷是也。

（明）徐鳳《針灸大全》

五臟有六腑，六腑有十二原，十二原出於四關，

在中醫範疇內春季屬風、主木，萬物升發、風起雲湧，特別是在多寒未盡、春暖初萌之時，氣候常常因冷熱氣團來回交織，時冷時熱，很容易造成體溫調節機制的紊亂、免疫功能的下降，而誘發各種傳染病，以及呼吸系統、消化系統、精神心理異常等疾病。因而春季養生保健，特別重視協調好人與自然環境，人體內部各個臟器、氣血陰陽之間的平衡，預防疾病的發生。此時，選擇人體中的「四關」穴位施灸，可以固守關防、禦敵於外。實際上所謂的「四關」，並非是一個穴位的具體名稱，而是由兩手背的合谷穴、兩足背的太衝穴所形成的一種穴位配伍組合。因為人體中「合谷」、「太衝」兩穴，分別分布於手背和足背，就如同四個嚴密固守的關口，時刻捍衛著人體的健康與安全，所以古人非常形象地將其稱之為「四關」。

● 合谷穴

合谷穴內通於胃，屬於手陽明大腸經的穴道，是一個重要且相當好用的穴位，之所以叫「合谷穴」跟它的位置有很大關係。合谷穴位於大拇指與食指之間的虎口，從外形來看，兩個手指類似兩座山，中間的虎口猶如一個山谷，故得名。合谷作為手陽明經的「原穴」（臟腑的元氣經過和停留的部位），是大腸經氣聚居之地。肺主外表，面部的各種狀況均與肺的病變有一定關係，而大腸與肺又互為表裡，所以灸療合谷穴不僅能夠疏解肺氣，而且能夠治療胃腸所有不適。除此之外，中醫理論中還有「頭面合谷收」的說法，意思就是大凡頭面部的不適與疾病，都可取合谷穴而解，點燃艾灸條，以雀啄灸的方法灸療合谷穴10分鐘左右。

日常生活中經常會遇到牙痛、胃痛、頭疼等疼痛難忍，這個時候以手指指腹用

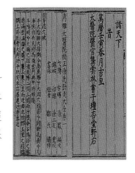

明代醫學典籍《針灸大全》載：合谷是手陽明大腸經的原穴。重點保養可防病強身。

力拿捏合谷穴30至50次，可緩解疼痛。除此之外，美容養顏、黑眼圈、腹瀉、腸胃不適等都可以自己按揉合谷穴，甚至鼻子過敏的人，經常按壓合谷穴，持之以恆，也會收到意想不到的效果。不過需要注意的一點是孕婦禁用合谷穴，易導致流產。

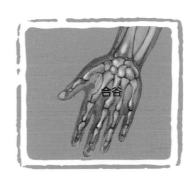

在手背，第二掌骨橈側中點處。

● 太衝穴

太，也就是最大的意思；衝（沖），指水液的流動。太衝穴位於足背上第一、第二蹠骨結合部之前凹陷處，為人體足厥陰肝經上的重要穴道之一。太衝穴主要關聯的臟腑為肝，是人體藏血的寶庫，所以按揉、灸療太衝穴能夠疏泄肝氣、順暢血液流通。在五臟中肝為將軍之官，五行中屬木，四季中屬春，最易動怒，而動怒易傷肝，更累及體內臟腑。所以無論是外界風邪侵襲，還是體內陰血虛虧，都與肝息息相關。而太衝穴作為肝之「原穴」，用艾灸條迴旋灸太衝穴10分鐘，既可補肝血之不足、又能疏肝氣之失調，平衡氣血陰陽之紊亂。

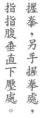

輕握拳，另手握拳處，拇指指腹垂直下壓處。

感冒初期，人們會感到鼻塞、流鼻涕、頭疼、咽痛、周身不適等症狀，按揉太衝穴可以緩解感冒帶來的頭痛等不適，配合熱水泡腳，甚至能夠使感冒痊癒。

所以將合谷穴與太衝穴，這「四關」配合應用，即可調治體內一切氣血之病。

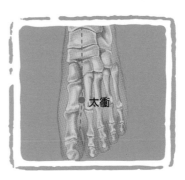

第一、第二蹠骨間，蹠骨底結合部前方凹陷處。

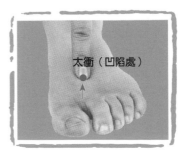

沿第一、第二趾間橫紋向足背上推，可感有一凹陷處。

冬病夏治灸陽經

大椎穴、風門穴

每年六月以後，氣溫越來越高，進入了在五行中屬「火」的夏季；特別是七、八月份的「三伏天」，更是陽光四射、暑熱逼人。根據中國傳統醫學「春夏養生，重在養陽」的理論，此時正是補益人體陽氣的最佳時機，許多在冬季多發易發的寒證，完全可以利用這種季節上的溫差變化「冬病夏治」，中國古代先民多以農耕為作，臉朝黃土背朝天，因此，中醫將背部、上身歸之於陽，腹部、下身歸之於陰。再者，人的陽經：督脈和足太陽膀胱經，就運行於背部。故夏季養生、冬病夏治，不取背部陽經之穴，又有何經何穴能擔當這一重任？

又治頸瘻、灸百壯，及大椎兩邊相去各一寸半少垂下，各三十壯。

（明）張介賓《類經圖翼》

手足三陽經與督脈相會之處，所以艾灸大椎穴，就能夠貫通手足各條陽經之氣，它既可清熱解毒，又能通陽活血；既可治療各種熱證、陽證、實證，驅邪外出；又能對付各種寒證、陰證、虛證，強壯身體。明代醫學家張介賓在其著作《類經圖翼》中就曾指出：艾炷灸大椎穴即可治療瘻氣（甲狀腺功能亢進症）。在《千金方》中也有關於艾灸大椎穴的記載：「眼暗，灸大椎下，數節第十當脊中，安灸二百壯，惟多為佳，至驗……肺脹脅滿嘔吐上氣等病，灸大椎並兩乳上第三肋間。」講的是

● 大椎穴

大椎穴，古人又稱它為百勞穴，顧名思義，就是該穴能解身體各種勞累、一切虛損。我們的身體尤以上背部近頭頸部陽氣最盛，為陽中之陽，而大椎穴便是這陽中之陽的重要之穴。同時，大椎還是

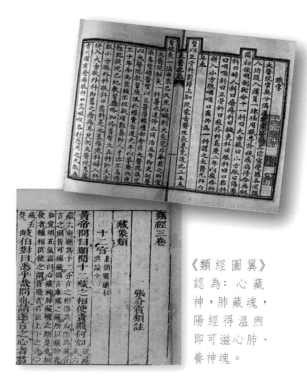

《類經圖翼》認為：心藏神，肺藏魂，陽經得溫煦即可滋心肺、養神魂。

根據病症採取不同的艾灸治療方法。一般灸療時，將艾條點燃，高懸大椎穴2至4公分處，熏灸15至20分鐘；或者用手掌心按揉大椎穴10至20次，以溫熱感為宜。同樣能夠達到緩解疲勞、治療黃褐斑等作用。

● 風門穴

位於足太陽膀胱經中的風門穴，實際上是人體抵禦以風邪為首的各種病邪侵襲的一個重要屏障。此門一開，病邪長驅直入；此門緊閉，可保身體平安。魏晉時期皇甫謐在《針灸甲乙經》中就曾說過頭痛、鼻塞、打噴嚏、流鼻涕等症狀，風門即可解決。在中醫理論中經常將侵襲人體，誘發疾病的外在因素，分為風、寒、暑、濕、燥、火六類，稱之為「六淫」，其中風邪位居首位。例如人們常見的感冒，就時常被稱之為傷風；此外，風邪還非常喜歡與其他病邪結伴而來，什麼風寒、風熱、風溫、風濕，諸如此類即是例證。風邪侵犯人體，臟器中的肺，以及肺所主管的皮膚往往是首當其衝，所以在現代疾病譜中，各種過敏性疾病日益增多。例如，急慢性濕疹、支氣管哮喘、過敏性鼻炎、皮膚搔癢等，而中醫以為這些都是風邪所致，所以艾條溫和灸治風門穴，不僅可疏風解表、宣肺透邪、抗敏止癢，還能抵擋外邪、增強和調節人體免疫功能，預防疾病的發生。

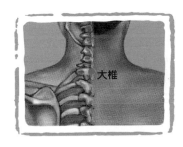

在脊柱區，第七頸椎棘突下凹陷中，後正中線上。

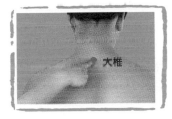

低頭，頸背交界椎骨高突處椎體，下緣凹陷處。

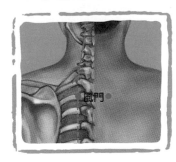

在脊柱區，第二胸椎棘突下，後正中線旁開1.5寸。

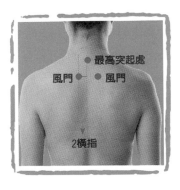

低頭，頸背交界處椎骨高突向下推2個椎體，下緣旁開約2橫指處。

秋季防涼健脾胃

足三里穴、豐隆穴

秋季處在夏火冬水之間，人與自然陰陽轉換之時，故二十四節氣中有「秋分」一氣，寓意天地之中陰陽各半、夏冬之分。因此，隨著夏去秋來、酷暑漸去，人體養生保健的重點，也必須按照「天人相應」的原則，由養陽向養陰，並為以後的冬令進補做好準備。但五行中秋季屬金，氣候乾燥、水分缺乏、最易傷肺，是呼吸道等系統疾病的多發季節，所以此時既不可貿然進補，又要預防各種疾病的發生，關鍵是要調益肺氣，提高和強化整個人體的免疫代謝功能。根據五行中「實者瀉其子，虛者補其母」的理論，生金須培土，補肺須健脾，通過增強人的飲食、消化與吸收功能，盡可能地為機體攝取所需要的各種營養物質，一方面彌補因夏季高溫新陳代謝劇烈所造成的營養損耗和缺失，另一方面又為嚴寒主藏的冬季儲存好豐富的能量。

灸三里可使元氣不衰，故稱長壽之灸。

（日）田代文志《針灸真髓》

● 足三里穴

若要選經絡穴位，而健運脾胃，首穴非足三里不可。它能補能瀉、可寒可熱，不僅能夠疏經通絡、消積化滯、祛風除濕、瘦身減肥，而且可以健脾和胃、益氣生血、防病保健、強壯身體。上至頭面、呼吸道疾病，中到脾胃、消化功能紊亂，下至膀胱子宮的尿路感染、月經失調，都能舉重若輕、調節如一。故足三里穴，是人體諸多經穴中最具有養生保健價值的穴位之一，被譽為養生保健「第一要穴」、「長壽穴」。連日本的諺語中都有「不與不灸三里者同行」。若能經常溫灸足三里穴，採取迴旋灸，每次15至20分鐘，一定可激發體內經氣流動，延年益壽。平時可每天用食指按壓足三里穴20至30次，以局部有較強的酸脹感為宜，亦可達到不錯的效果。

灸後用指尖點按豐隆穴30至50次，可化痰、止咳、平喘。

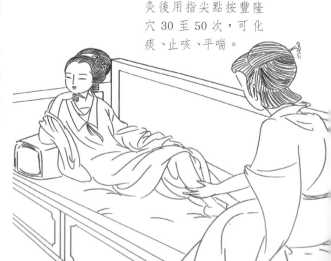

● 豐隆穴

　　艾灸秋季養生，還可將足三里穴與豐隆穴配合施行。豐隆穴位於小腿前外側，這個穴位比周圍的感覺更敏感，所以在按摩此穴時可能會有輕微的疼痛感。豐隆在經脈中屬於足陽明經的「絡」穴，所謂「絡」穴就是絡脈之穴，主聯繫各條絡脈。所以，豐隆可溝通陽明、太陰兩經，手足陽明經屬陽，根據走向關聯到臟腑中的胃與大腸；手足太陰經屬陰，根據走向關聯到臟腑的肺與脾。兩經互為配合，則胃、大腸、肺、脾四者相通，一榮俱榮，一損俱損。因而灸治該穴時，既能治手太陰肺經的感冒、咳嗽、咯痰、氣喘、咽痛，又可療足太陰脾經的食欲下降、營養不良、便祕、泄瀉。同時，中醫認為，秋季主肺、主燥、易傷津化痰，而「脾胃為生痰之源，肺為儲痰之器」，故要化肺中痰液，先當運胃中水穀；而豐隆穴就具有此等功效，若要以一詞來概括豐隆穴最大的特長便是「化痰」。

　　灸療時，可採用迴旋灸或者雀啄灸，每次15至20分鐘。除了艾灸療法之外，還可以用食指指尖點按豐隆穴30至50次，同樣能夠達到化痰、止咳、平喘的作用。

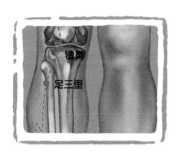

在小腿前外側，犢鼻穴下3寸，脛骨前脊外1寸。

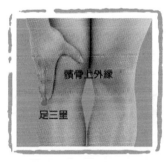

同側手虎口圍住髖骨上外緣，餘四指向下，中指指尖處。

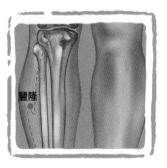

在小腿外側，外踝尖上8寸，脛骨前肌的外緣。

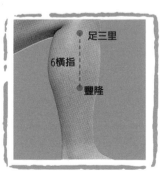
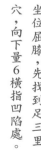

坐位屈膝，先找到足三里穴，向下量6橫指四陷處。

冬令溫灸最驅寒

中脘穴、氣海穴

> 霍亂吐瀉……尤宜灸上脘、中脘、神闕、關元等穴。
>
> （宋）王執中《針灸資生經》

在中國傳統醫學理論中，冬季屬陰、五行為水、主收藏，是一年中陰氣彌漫、陽氣微弱的時候，此時人與自然界均處在收斂封閉、潛藏休養的狀態，所以也就成了人們最適宜進補的時期。按中國人的習慣，自每年的冬至（12月22日或23日）起，到來年的立春（2月4日或5日）或春分（3月22日），都會服用點補品。其實，艾灸也可以進補，而且是一種非常好的進補方法。

中醫所說的進補就是兩件事：補先天之精、益後天之氣。然先天之精，由稟賦而定，也就是天生的；後天之氣，為水穀所化，說得直白點就是說人的生活規律，飲食作息。因此人生最重要的還是要強壯後天脾胃之氣，就如宋人張來所講「大抵養生求安樂，亦無深遠難知之事，不過寢食之間耳」。「寢」指的是睡眠休息，「食」指的是飲食營養，其中飲食營養，又與人的脾胃功能關係最為密切。所以，冬令進補，除了補腎以外就是運脾胃、生氣血。

● 中脘穴

中脘，又名太倉，是胃之「募」穴。古時「募」與「幕」字相通，是募結的意思，故經絡學說中的「募」穴，是指經氣結聚的地方。因而，中脘穴最可反映胃的運化功能。若胃的受納一旦出現障礙，就會影響人的消化、吸收、代謝功能，導致機體營養不良、各項生理機能減弱，故中醫有「得胃氣者生，失胃氣者死」的說法。而灸療中脘穴，一般迴旋灸15至20分鐘，即能調胃和中、補虛益氣、健脾化濕，改善消化功能，促進各種營養物質的吸收與代謝。不僅在宋人王執中的著作裡提到霍亂止瀉、消化不良可艾灸中脘穴，

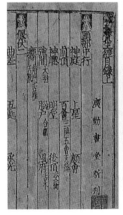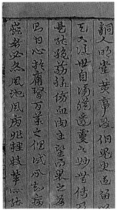

《針灸資生經》（太監王公編，元廣勤書堂刻本）記載：曹操頭疼，心煩目眩，灸三壯腦空穴，立愈。

在孫思邈的《千金翼方》中也有「霍亂長鳴、腹痛脹滿則艾灸中脘穴」的記錄。平時可以用食指指腹揉按中脘穴30至50次也可達到不錯的效果。

● 氣海穴

　　凡天地之中江河湖水最後匯聚之處，才能稱之爲海；人身之中，諸氣諸血相聚部位，方有資格被譽爲「氣海」或「血海」。這「氣海」穴，乃生氣之海，大氣所歸，是腎氣、精元之氣匯集的地方。腎中之氣乃人之元氣，來自於父母的遺傳，又經過脾胃後天的滋養，所以儲存於此，腎氣在經絡中運行，前走任脈從而生其陰，後走督脈才能壯其陽。所以艾灸此穴，能夠滋陰壯陽、健脾益腎，讓氣血生生不息。所以《銅人腧穴針灸圖經》記載：「氣海者，是男子生氣之海也。」另外，中醫認爲有形之血難以速生，無形之氣可以急補，所以人之虛損，補氣爲先；補氣之穴，氣海爲先。《內經》認爲「正氣存內、邪不可乾」、「邪之所湊，其氣必虛」，正是因爲邪濕是萬病之源，體內氣血充盈，才能抗邪抵濕，所以氣海穴對濕邪爲患、氣機不暢所導致的各種疾病均有療效。臨床上，溫和灸氣海穴15分鐘左右，每天1次，對內科、泌尿科、婦科等常見病症，效果顯著。如果再以食指、中指併攏，按揉氣海穴50至100次則效果更好。

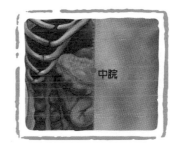

在上腹部，肚臍中上4寸，前正中線上。

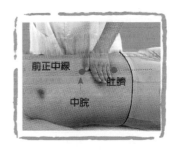

在上腹部，肚臍中央向上5橫指處。

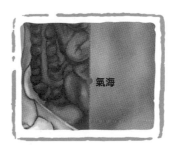

在下腹部，肚臍中下1.5寸，前正中線上。

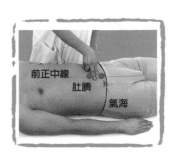

在下腹部，前正中線上，肚臍中央向下2橫指處。

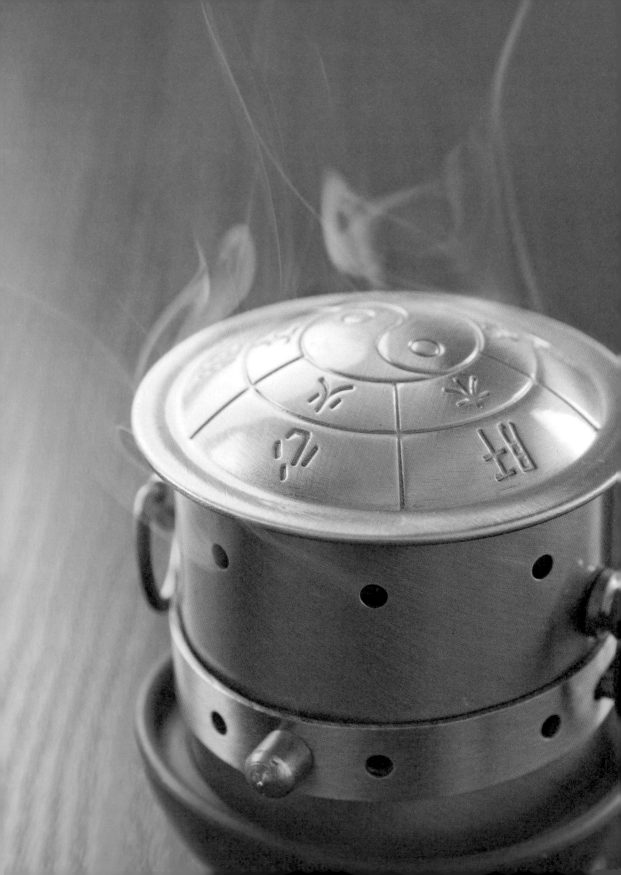

【第四章】

驅寒暖子宮

讓艾做女人的第二情人

女人體寒，最適合艾灸扶陽

> （艾葉）能回垂絕之元陽，通十二經，走三陰，理氣血，遂寒溫，暖子宮……
>
> （清）吳儀洛《本草從新》

來我診所就診的多數是女性患者，大致分為兩類：一類是年紀輕輕的小姐，多數時候媽媽陪著來，不是月經失調，就是經痛，要不然滿臉的青春痘；還有一類是四十歲以上的女性，更年期快到了，睡不著、心煩，各種問題都找上來了。我常常對她們說：「艾灸是你們的『第二個情人』，如果能夠堅持在家艾灸，我的診所就可以關門了。」

為什麼這麼說呢？女性為陰柔之體，最大的問題首推陽氣不足、體質過寒，加上現代女性多數不怎麼運動，很多人都有經絡不通暢的現象，很容易手腳冰涼、宮寒、胃寒……經絡不通，身體處處淤堵，煩惱不就來了！而補充人體陽氣最好的方法就是艾灸，對女性的寒性體質特別有效。

艾灸時女性最容易出現艾火傳導的現象，也就是感覺熱力在全身走竄，這說明陽氣在沿著經絡蔓延，打通身體的穴道，從內部為身體補充陽氣。陽氣充足了，抵抗力就增強，不容易被疾病入侵，身體自然健康。還有一個有意思的現象，很多較胖的女性，經過一段時間灸療，體重也會下降，這說明陽氣足了，身體有足夠的能量，於是開始大掃除：排毒清淤。這也就能夠理解為什麼艾灸能夠改善氣色，使皮膚紅潤細膩有光澤。

女性的很多疾病都可以通過艾灸來治療，沒病時自灸也是極其重要的保健養生方法，自古就是如此。常做艾灸，溫氣行血、散冷除濕、調和陰陽、扶正祛邪，隨之而來的肌膚問題，例如長痘、長斑、黑眼圈、浮腫等問題自然迎刃而解。

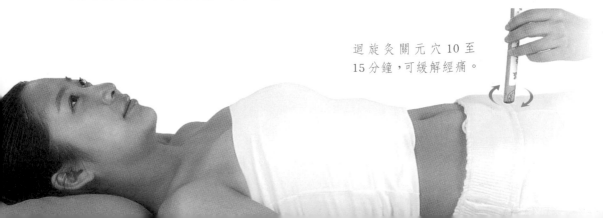

迴旋灸關元穴 10 至 15 分鐘，可緩解經痛。

胎位不正，古法艾灸有奇效

古書中的「橫生逆產」也就是我們常說的胎位不正。正常的胎位應該是胎兒頭向下，臉與母親相背，雙手交叉於胸前，兩腿盤曲。如果胎兒在媽媽肚子裡屁股向下、腿向下、背向下等都屬於胎位不正。胎位正不正直接導致能不能順利生產，所以不少準媽媽在被告知胎位不正的時候驚慌失措，其實胎位不正在醫生的指導下，採用一種相當簡單的方法就能夠糾正過來，那就是艾灸至陰穴。許多古代醫書中如《世醫得效方》、《針灸資生經》、《千金方》等均有關於此方的記載。「右腳小指尖頭」即是至陰穴的所在。

據實驗觀察發現，艾灸至陰穴，可促進腎上腺皮質激素的分泌，從而增加子宮活動，同時令胎兒活動也有所增強，這樣可有助於胎位的自動轉正。

但必須指出的是，並非所有的胎位不正，都能使用艾灸來糾正，有些特殊情況如產道狹窄的孕婦，就不宜使用這種方法。即便是使用灸療至陰穴的產婦，也應等到滿8個月後，因為在8個月以前胎兒較小，在子宮裡的活動空間比較大，即使艾灸糾正了胎位，胎兒也有可能又轉回去。

操作時，首先必須準確找到至陰穴，然後由家人持艾灸條或溫灸器，對準穴位施灸，一般每天灸1次，每次20分鐘，一周後可去產科檢查。如果灸治過程中孕婦自我感覺胎位已發生變化，也可提前進行產科檢查。當胎位被糾正後，需請婦產科醫生採取一些必要措施，以確保胎位不再發生改變。

其實，灸至陰穴，除了能糾正胎位以外，尚可以治療其他婦科疾病，如月經失調、崩漏、帶下、經痛、更年期綜合症、乳癰、乳癖等。

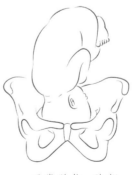 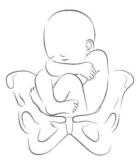

正常胎位，臉朝後，頭先露。　　異常胎位，臀先露。

女人調陰血，宜多灸腹部和下肢

握，指受血而能攝。《素問・五臟生成篇》

肝受血而能視，足受血而能步，掌受血而能

女性與男性最大的區別，就是具有「經、帶、胎、產」的生理功能。正常的生理週期、生兒育女，這些都需要氣血的滋養，所以中醫有「女子以血為本」的說法，無論是想要身體健康還是美容養顏，都離不開陰血。來我診所就診的許多女性，大多面色蒼白、神疲乏力、畏寒怕冷、月經稀少、性欲低下、卵巢早衰，一個非常關鍵的原因，就是體內氣血不足，尤其是陰血虛虧。

而女性滋陰養血效果最佳的灸療穴位，大都位於腹部和下肢，因為腹部和下肢屬陰，是任脈和足三陰經起始和匯聚之處。就拿任脈來說，它位於人體的前正中線，「任」有擔任、妊養之意，與全身的陰經相連，人體所有的精血、津液等陰性物質都歸它管，與女子的「經、帶、胎、產」關係也最為密切，可以說是女性的保護神。任脈從會陰出來，沿著腹部上行，所以艾灸腹部任脈，就是要從根上保證任脈的氣血充盈。在中醫的理論中，肺、脾、心、腎、肝五臟都歸屬「陰」，任脈就是聯繫陰經、五臟和血脈的骨幹。就如同一個泉眼，只有保證泉眼源源不斷地提供泉水，四通八達的水系自然能夠供應身體各個部位的需求。所以任脈通暢了，全身都舒服，而一旦任脈經氣不順暢時，症狀就主要出現在胸腹、生殖器官及咽喉部。而女性則是最怕寒、濕、風，稍微有點涼，就容易下腹墜脹，引起各種炎症。

古代道家有個養生祕法，就是每晚睡覺前，將雙手搓熱，把手掌的勞宮穴對準下腹的關元穴，意守此處，然後慢慢入睡。因為勞宮穴屬火，而關元穴也屬火，這兩把火加在一起，能夠溫補任脈之陰，古人稱之為「水火既濟」。當然，每週艾灸3次關元穴，也能給任脈「添把火」，讓氣血更充盈。

總之，腹部和下肢的穴位中，名字含「血」、「氣」、「陰」、「三」的，如血海穴、三陰交穴、陰陵泉穴、氣海穴、足三里穴等，都能夠益氣養血，是適合女性重點艾灸的穴位。

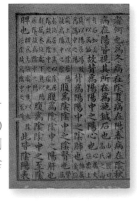

《素問・金匱真言論》（吳注，（明）萬曆三十七年刻本）關於腰腹、陰陽論述的原文。

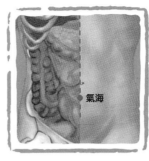

在下腹部，前正中線上，肚臍中下1.5寸。

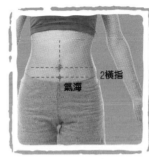

在下腹部，前正中線上，肚臍中央向下約2橫指處。

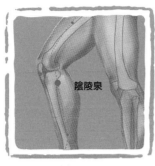

小腿內側，脛骨內側髁下緣與脛骨內側緣之間的四陷中。

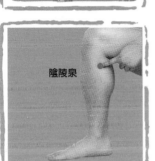

食指沿小腿內側骨內緣向上推，抵膝關節下，脛骨向內上彎曲凹陷處。

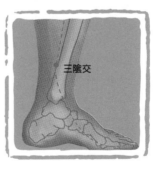

位於小腿內側，足踝尖上3寸，脛骨內側後緣。

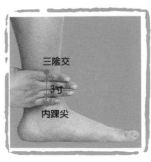

正坐或仰臥，內踝尖直上4橫指後緣，脛骨內側面。

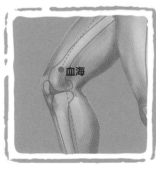

在股前區，髕骨底內側端上2寸，股內側肌隆起處。

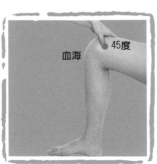

屈膝90度，手掌伏於膝蓋上，拇指與其他四指呈45度，拇指尖處。

懷孕難多是因為子宮寒冷

> 夫寒冰之地，不生草木，重陰之淵，不長魚龍，胞胎寒冷，何能受孕哉！
>
> （清）陳士鐸《辨證錄》

冬天時，天寒地凍，百木凋零，花鳥蟲魚統統不見蹤影；在一個沒有暖氣的屋子裡，一般人肯定也待不住，為什麼呢？冷啊！一個道理，子宮就相當於嬰兒的房子，這個房子太冷，凍得縮手縮腳的，嬰兒肯定受不了。這也就是《辨證錄》中的意思：宮寒則易造成不孕。

經常看到大街上的女孩子一個個穿得「美麗凍人」，露肚臍、低腰褲、大領口，看在路人眼裡確實婀娜多姿，但是我忍不住擔心，這些女孩子日後的「孕氣」估計會受到影響。當今生活水準提高，空調每天都吹；冰箱裡的食物每天都吃；下雨飄雪也阻止不了吃冰淇淋的熱情；各種藥物、食物減肥方法層出不窮。不知不覺中寒、涼、濕已侵入體內，逐步影響健康。

腎，為先天之本，是人體生殖發育的根源，也是五臟六腑機能活動的原動力。腎陽即命門之火，是一身陽氣的根本，腎陽有溫煦形體、促進生殖發育的職能。寒濕、邪風入體，直接損傷腎陽之氣，陽氣受損不僅影響了女性氣血的生成和運行，更導致臟腑各種病症的產生。外有寒、濕、涼不斷影響，體內腎陽之氣不足以抵抗，寒濕占領了胞宮，血行不暢、氣滯血淤，女性各種疾病開始衍生。月經失調、經痛、白帶異常、子宮內膜功能異常、輸卵管黏連不通等，如此，怎麼可能懷孕？

所以，治療不孕的關鍵在於溫煦胞宮、培補腎元、充足腎氣，改善體內濕、寒、涼的狀況。把艾灸條點燃放進艾罐中，艾罐灸腎俞穴、肝俞穴、脾俞穴、關元穴四穴，每穴15至20分鐘，每天1次，可起到培補腎元、充足腎氣，提高卵子品質，益氣生血，緩解氣血虛虧、子宮內膜功能異常的作用；再輔以艾罐灸陽陵泉穴、豐隆穴、三陰交穴三穴，每穴20至30分鐘，每天1次，可化痰逐淤，疏通輸卵管黏連，提高胞宮氣血運行。艾灸的同時，輔以按摩以上穴位，能夠達到更好的治療效果。

除此之外，將茉莉花大火煮沸，轉小火煎煮15分鐘，濾取汁液，然後加入適量白糖稍煮片刻，做成的茉莉花茶，能夠理氣和中，適用於肝鬱氣滯型不孕症。

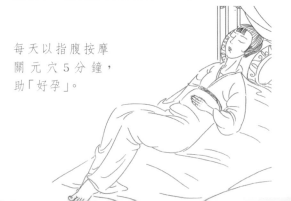

每天以指腹按摩關元穴5分鐘，助「好孕」。

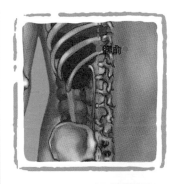

在脊柱區，第十一胸椎棘突下，後正中線旁開1.5寸。

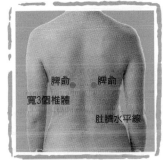

肚臍水平線與脊柱相交椎體處，往上推3個椎體，下緣旁開2橫指處

在脊柱區，第二腰椎棘突下，後正中線旁開1.5寸。

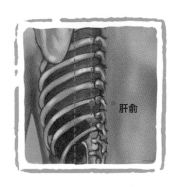

肚臍水平線與脊柱相交椎體處，下緣旁開2橫指處。

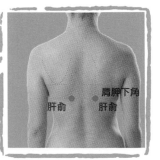

在脊柱區，第九胸椎棘突下，後正中線旁開1.5寸。

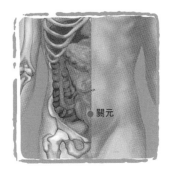

肩胛骨下角水準連線與脊柱相交椎體處，往下推2個椎體，下緣旁開2橫指處。

在下腹部，肚臍中下3寸，前正中線上。

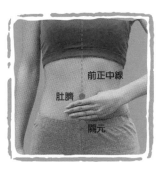

在下腹部，正中線上，肚臍中央向下4橫指處。

女人必灸的保健穴：三陰交穴、氣海穴

● 三陰交穴

三陰交屬脾經，是肝、脾、腎三條陰經交會的穴位，所以叫三陰交，也正是因為它位於三經交會的重要位置，所以刺激三陰交可同時調動肝、脾、腎三臟。脾為氣血生化之源，肝主藏血，腎為先天之本。這就決定了三陰交對女性氣血的生成和運行，起著舉足輕重的作用。人體的健康活力都需要精血的滋養，而女性特殊「經、帶、胎、產」的生理功能都與精血息息相關，更需要精血的滋養。正所謂多一份精血，多一份美麗！三陰交不僅可以緩解女性各種病症，還能祛除臉面的色斑、痤瘡、皺紋，預防皮膚的乾燥、粗糙、搔癢，豐乳隆胸、減肥瘦

身，所以針灸、按摩，幾乎都會用到三陰交穴。平時自己常常按揉這個穴位，既可健脾益血，調肝補腎，還可安神、促進睡眠，何樂而不為？但是有一點要注意，「孕婦禁針」三陰交穴，否則易流產。

女人漏下赤白及血，灸足太陰經內踝上五十壯，穴名三陰交。在內踝上三寸，足太陰經內踝上三寸名三陰交。

（唐）孫思邈《千金方》

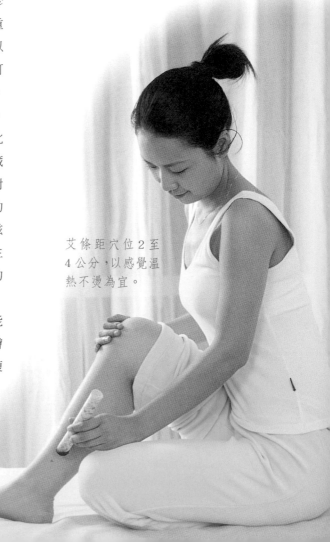

艾條距穴位2至4公分，以感覺溫熱不燙為宜。

● 氣海穴

《舊唐書》上說，唐代有一個名叫柳公度的人，擅長養生，八十歲高齡卻神采奕奕，步履輕盈，有人向他請教養生祕訣，他說：「我只是經常艾灸氣海穴，使之常溫。」由此可見氣海穴的重要性，對於女性而言，氣海穴更是必不可少。氣海穴，位於任脈，是體內陽氣、陰血匯聚之海，承擔著氣血生化之源的作用。氣海穴所在處，也就是女性子宮所在之處，宮寒血淤則眾病叢生；宮暖血暢則一身輕鬆。

三陰交穴和氣海穴是女性必灸的保健穴，就如同汽車中的離合器和加油器，這兩個穴位能夠保證女性身體的正常運行和加速運轉。臨床上的許多女性疾病，像月經失調、陰道出血、閉經經痛、不孕不育、子宮下垂、會陰搔癢、產後貧血、惡露不盡、白帶異常、黃褐斑、皮膚乾燥、肥胖、失眠、便祕、血管神經性頭痛、慢性盆腔炎等，乃至泌尿、生殖、消化、神經、內分泌等系統的功能紊亂與失常，都可通過三陰交穴、氣海穴的調節作用，得到減輕和緩解。例如有些女性月經來臨時，常常會出現小腹脹痛、腰部酸軟、經血排泄不暢等症狀，此時熏灸三陰交穴、氣海穴片刻，這些不適很快就會有所減輕，甚至緩解。

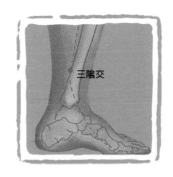

在小腿內側，內踝尖上3寸，脛骨內側緣後際。

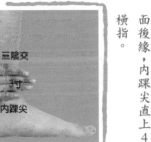

正坐或仰臥，脛骨內側面後緣，內踝尖直上4橫指。

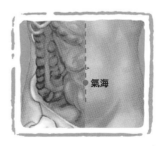
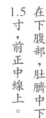

在下腹部，肚臍中下1.5寸，前正中線上。

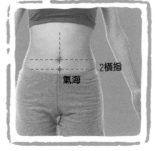
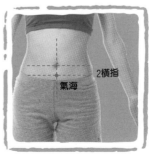

在下腹部，正中線上，肚臍中央向下2橫指處。

以灸養顏，就選古法「竇材灸」

保命之法，爍艾第一，丹藥第二，附子第三。

（北宋）竇材《扁鵲心書》

竇材是北宋時期的宮廷御醫，他行醫數十載，積累了豐富的醫學經驗。竇材常年行走在宮廷深院之中，服務於皇親國戚、達官貴人，而這些人最渴望的便是青春永駐、延年益壽。正是這種特殊的身分，令竇材在灸療的臨床實踐和理論研究上，尤其是美容養顏、養生保健運用方面，取得了十分突出的貢獻與成就。

關於竇材艾灸療法高超的故事在民間口耳相傳。據說有個人得了癧症，身受病苦不說，頭髮眉毛全部脫落了，整張臉紅腫得面目全非，雙手雙腳都是創傷，遍布新舊的疤痕。

竇材取艾炷灸療患者兩側心俞、肺俞四穴各10炷，服中藥當歸、芍藥、人參、威靈仙、南星等一料，僅兩個月患者就痊癒。不僅鬚眉再生，皮膚還變得光滑細嫩，疤痕全無。

竇材關於「美容養顏」有自己獨到的見解，他認為「內則五臟敷華，外則肌膚潤澤」。也就是說如果想要有美麗的容貌、白皙的膚色、勻稱的體表形態，首先要保證臟腑氣血的健康和順暢。在美女如雲、爭奇鬥豔的皇宮後院，竇材做最多的就是實現妃嬪們「越來越美麗」的願望。在不斷積累經驗的過程中，竇材發明了一

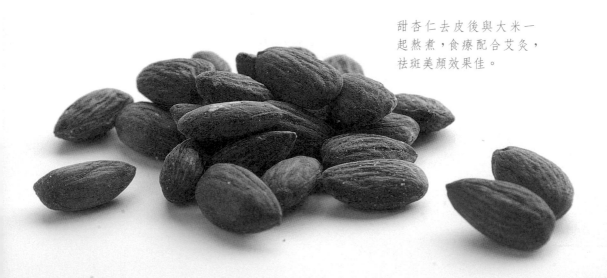

甜杏仁去皮後與大米一起熬煮，食療配合艾灸，祛斑美顏效果佳。

種以其名字命名的獨特灸療方法：竇材灸，竇材專門選取了「關元」、「左命關」兩穴以達到滋陰壯陽、益氣補血、悅顏澤容的效果。

關元穴歸屬於任脈經，是男子藏精、女子存血的重要穴位，竇材取艾炷在此穴灸300壯。

左命關穴（此穴位置說法不一，目前多不採用）為經外奇穴，是主人之陽氣、留人之性命的關鍵之穴，竇材取艾炷在此穴灸50壯。

正因為竇材艾灸療法的神奇，後宮妃嬪爭相討好，以求灸療。如今，神奇的竇材灸我們在家中即可操作。將艾條點燃，溫和灸關元穴15分鐘，即可以達到美容養顏的作用。同時輔以溫和灸百會穴、印堂穴、下關穴、迎香穴、膈俞穴、腎俞穴，可以改善局部血液循環、通經活絡、護膚養顏、延緩衰老。

除了艾灸療法之外，平時看電視的時候、睡覺之前，簡單地按摩下關元穴、神闕穴、脾俞穴，同樣也能夠達到美容養顏的作用。將大米小火煮至快熟時，放入去皮的甜杏仁，一起食用，可以補氣養顏、祛斑祛皺，延緩皮膚衰老。

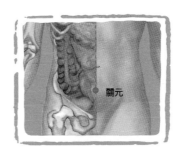

在下腹部，肚臍中下3寸，前正中線上。

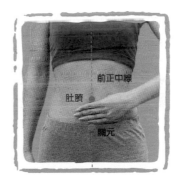

在下腹部，前正中線上，肚臍中央向下4橫指處。

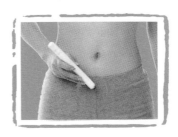

迴旋灸關元穴10分鐘，可調血理氣。

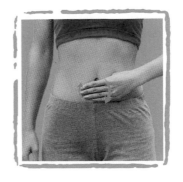

睡前用手掌按揉關元穴1至3分鐘，可美容養顏。

經痛

溫和灸中極穴、曲泉穴、陰陵泉穴等

症狀：經痛是指婦女在月經期和月經期前後，所出現的週期性下腹疼痛。發作時，下腹部常呈痙攣性疼痛和脹痛，同時可伴有面色蒼白、冷汗淋漓、手足發冷、噁心嘔吐等不適。原發性經痛者生殖器官往往無明顯的器質性病變，而繼發性經痛者大多有盆腔炎、子宮腫瘤、子宮內膜異位症等病史。

病因：大部分經痛都與寒涼有關，因寒致淤。如在月經之前或者月經期淋雨受涼、涉水遇寒、游泳、吃冷食、喝冷飲等會引起血淤，就會導致子宮收縮引起腹部疼痛。所以經痛治療的關鍵就是清除氣滯血淤、驅寒除濕。

治則：可先取中極穴、曲泉穴、陰陵泉穴三穴，再取氣海穴、關元穴、腎俞穴、腰陽關穴等，溫補腎陽、益氣行血，再配以合谷穴行氣止痛；若是氣血虛弱者，可取足三里穴、三陰交穴，健脾和胃，助氣

血生化；經痛病在生殖器，爲厥陰肝經之症，可取太衝穴，疏通肝氣、調達肝血，直達病所。

主穴 中極穴、曲泉穴、陰陵泉穴。

輔穴 氣海穴、關元穴、腎俞穴、腰陽關穴、合谷穴、足三里穴、三陰交穴、太衝穴。

灸法 溫和灸。

時間 月經來前幾天，可先灸氣海穴、關元穴、腎俞穴、腰陽關穴，每穴 10 至 15 分鐘，每天 1 次。月經期間，可取中極穴、曲泉穴、陰陵泉穴、太衝穴等穴，每穴 15 分鐘，每天 1 至 2 次。

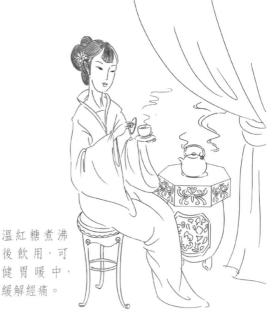

溫紅糖煮沸後飲用，可健胃暖中，緩解經痛。

TIPS **特效簡便方**
······························
韭菜紅糖飲

原料：韭菜 250 克，紅糖適量。

製法：先將韭菜搗爛取汁，然後將煮沸的紅糖水兌入韭菜汁中，飲服。

功效：韭菜性溫，有健胃暖中、溫腎助陽、散淤活血的作用。

中極穴	曲泉穴	陰陵泉穴	
			定位
位於下腹部前正中線，臍下4寸處	在膝部，膕橫紋內側端，半腱肌肌腱內緣凹陷中	在小腿內側，脛骨內側髁下緣與脛骨內側緣之間的凹陷中	
			取穴
在下腹部，前正中線上，肚臍中央向下6橫指處。	膝內側，屈膝時可見膝關節內側面橫紋端，其橫紋頭凹陷處	食指沿小腿內側骨內緣向上推，抵膝關節下，脛骨向內上彎曲凹陷處	
			灸法
溫和灸，10至15分鐘	溫和灸，10至15分鐘	溫和灸，10至15分鐘	
			增效療法
用拇指指端按揉1至2分鐘	用食指按揉1至2分鐘	用拇指指端按揉30至50次	

月經失調

溫和灸關元穴、腎俞穴、血海穴等

症狀：月經失調是女性月經病的統稱，它通常指月經週期、經量、經色、經質所發生的病理變化，其中包括經期提前、經期延後、月經先後無定期，以及經期延長、崩漏、閉經、經量過多、經色紫黑等諸多病症。

病因：中醫認為月經失調多因經期感受寒濕、過食辛辣寒涼食物、鬱怒憂思或多病久病等內外因素引起臟腑功能失調。由寒涼導致的經痛、月經失調，如果平時注意保暖，多喝些生薑紅糖水，吃溫性的食物，就會好很多。

治則：經血從胞宮而出，胞宮位於下腹部，受衝、任二脈所管，故首先可取任脈關元穴，調整陰血源頭；經血下泄為腎氣所控，因而可再取腎俞穴，滋補精氣；無血何以有經？所以還可取血海穴、陰陵泉穴、三陰交穴，生化血液，補精血所需，再取中極穴、氣海穴調整陰血。

- **主穴** 關元穴、腎俞穴、血海穴。
- **輔穴** 陰陵泉穴、三陰交穴、中極穴、氣海穴。
- **灸法** 溫和灸。
- **時間** 每次選 3 至 5 穴，每穴灸 10 分鐘，每日灸 1 次，10 次為 1 個療程。

TIPS

特效簡便方

桂圓雞蛋湯

原料：桂圓 50 克，雞蛋 1 個。
製法：桂圓去殼，雞蛋打散。將桂圓放入鍋中，加水煎煮，淋入蛋液即可。
功效：桂圓補血安神；雞蛋補陰益血，補脾和胃。

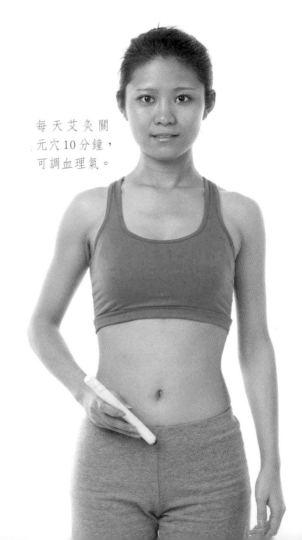

每天艾灸關元穴 10 分鐘，可調血理氣。

關元穴	腎俞穴	血海穴	
			定位
位於腹部前正中線，臍下 3 寸處	位於背部第二腰椎棘突下，旁開 1.5 寸，左右各一穴	在股前區，髕骨底內側端上 2 寸，股內側肌隆起處	
			取穴
在下腹部，正中線上，肚臍中央向下 4 橫指處	肚臍水平線與脊柱相交椎體處，下緣旁開約 2 橫指處	屈膝 90 度，手掌伏於膝蓋上，拇指與其他四指呈 45 度，拇指尖處	
			灸法
溫和灸，10 分鐘	溫和灸，10 分鐘	溫和灸，10 分鐘	
			增效療法
用拇指按揉 1 分鐘	用拇指按揉 50 至 100 次	用拇指點按 10 至 20 次	

習慣性流產

溫和灸命門穴、關元穴、氣海穴等

症狀：習慣性流產是指連續三次以上在同一妊娠期內發生胎停育或死胎的現象，屬於不孕症範疇，病因相當複雜。中醫認為，本病多屬腎氣不足、衝任不固所致，稱為「滑胎」。艾條溫和灸對治療妊娠三個月以內的早期習慣性流產效果較好，但是對妊娠五個月以上的習慣性流產效果差些。

病因：習慣性流產是因氣血不足、腎元虛弱，才無以固胎，寒濕外侵或體寒的人易引起脾腎虛弱、陽氣不足。所以固胎的根本就是健脾補腎。

治則：在其未孕前，應健脾補腎、益氣養血，取命門穴補益腎氣；取關元穴、氣海穴、中極穴、曲骨穴，滋陰養血；取足三里穴，健脾和胃，增強氣血生化之源的運化功能，改善胞宮的血液循環和營養供應。

- 〔主穴〕命門穴、關元穴、氣海穴。
- 〔輔穴〕中極穴、曲骨穴、足三里穴。
- 〔灸法〕溫和灸。
- 〔時間〕溫和灸以上穴位，每穴 15 分鐘，每天 1 至 2 次，連續施灸 1 至 3 個月，10 天為 1 個療程。

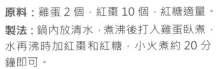

TIPS　特效簡便方

雞蛋紅棗湯

原料：雞蛋 2 個，紅棗 10 個，紅糖適量。
製法：鍋內放清水，煮沸後打入雞蛋臥煮，水再沸時加紅棗和紅糖，小火煮約 20 分鐘即可。
功效：補中益氣、養血。適用於人工流產及產後氣血不足者。

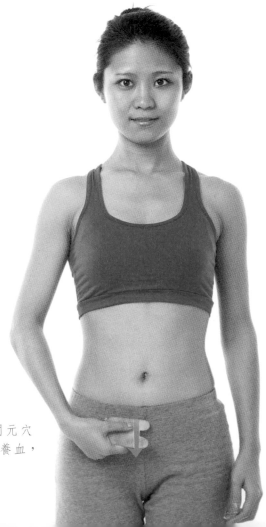

由上而下在關元穴刮痧，可益氣養血，調理子宮。

命門穴	關元穴	氣海穴	
			定位
在脊柱區，第二腰椎棘突下凹陷中	位於下腹部前正中線，臍下3寸處	在下腹部，前正中線上，肚臍中下1.5寸	
			取穴
肚臍水平線與後正中線交點，按壓有凹陷處	在下腹部，前正中線上，肚臍中央向下4橫指處	在下腹部，前正中線上，肚臍中央向下約2橫指處	
			灸法
溫和灸，15分鐘	溫和灸，15分鐘	溫和灸，15分鐘	
			增效療法
用拇指指腹按揉100次	用拇指指腹按揉100次	用拇指指腹按揉50至100次	

子宮肌瘤

雀啄灸曲骨穴、關元穴、子宮穴等

症狀：子宮肌瘤是女性生殖器官中一種較爲常見的良性腫瘤，它主要由子宮平滑肌細胞增生所致，與體內雌激素功能的紊亂有關，常發於卵巢功能較爲旺盛的三十至四十五歲的育齡婦女。在臨床上主要表現爲經血過多、經期延長，或不規則陰道出血，並可伴有貧血、腹部腫塊等異常。

病因：如果體內痰濕積聚在盆腔經久不散則氣滯血淤，當氣血阻滯、痰淤積聚到了一定的時候就可誘發子宮肌瘤。艾灸療法能清除血淤、痰濕，對縮小子宮肌瘤及緩解疼痛症狀有較好的療效。

治則：治療該病重在益氣活血、行氣化淤，故可取曲骨穴、關元穴、子宮穴、豐隆穴、三陰交穴、太衝穴、隱白穴等，行氣調血、化痰逐淤；因該病位於下腹部，近腰臀部位，所以再取歸來穴等，以便於艾灸直達病變部位，迅速起效。

- 主穴 曲骨穴、關元穴、子宮穴。
- 輔穴 豐隆穴、三陰交穴、太衝穴、隱白穴、歸來穴。
- 灸法 雀啄灸。
- 時間 雀啄灸曲骨穴、關元穴、子宮穴、歸來穴等，每穴 20 至 30 分鐘；雀啄灸豐隆穴、三陰交穴、太衝穴、隱白穴等，每穴 15 分鐘左右。

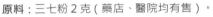

TIPS 特效簡便方

吞服三七粉

原料：三七粉 2 克（藥店、醫院均有售）。
用法：以水吞服，每日 2 次。
功效：可活血化淤、定痛，適用於子宮肌瘤。

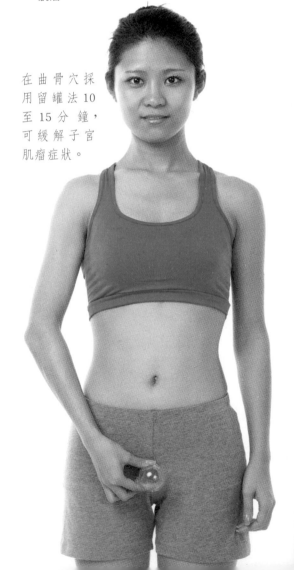

在曲骨穴採用留罐法 10 至 15 分鐘，可緩解子宮肌瘤症狀。

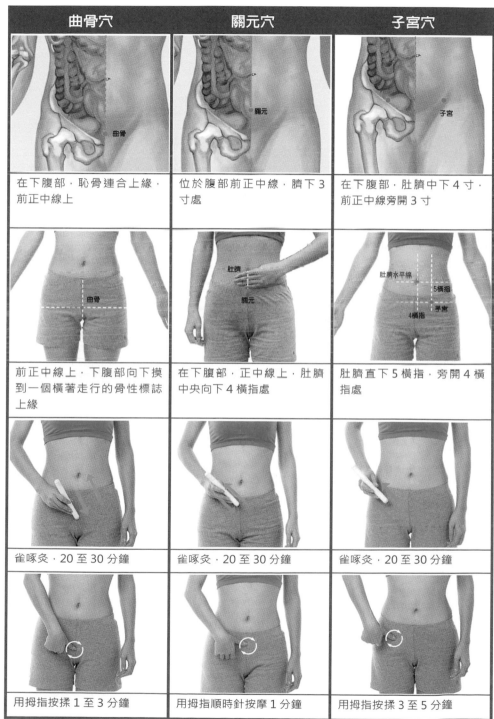

曲骨穴	關元穴	子宮穴	
在下腹部，恥骨連合上緣，前正中線上	位於腹部前正中線，臍下3寸處	在下腹部，肚臍中下4寸，前正中線旁開3寸	定位
前正中線上，下腹部向下摸到一個橫著走行的骨性標誌上緣	在下腹部，正中線上，肚臍中央向下4橫指處	肚臍直下5橫指，旁開4橫指處	取穴
雀啄灸，20至30分鐘	雀啄灸，20至30分鐘	雀啄灸，20至30分鐘	灸法
用拇指按揉1至3分鐘	用拇指順時針按摩1分鐘	用拇指按揉3至5分鐘	增效療法

盆腔炎

迴旋灸中極穴、陰陵泉穴、三陰交穴等

症狀：盆腔炎，是指女性盆腔內的各種生殖器官及其周圍的結締組織；盆腔腹膜所發生的炎症，可以是一個部位單獨發病，也可以是幾個部位同時發病。其臨床主要表現有高熱、惡寒、下腹疼痛、白帶增多、腰腹部墜脹，噁心等症狀。

病因：女性愛食冷飲涼食、貪涼、穿著不保暖等就會導致體內正氣虛弱、濕熱阻滯、氣滯血淤。氣血不暢、胞宮寒冷則易生炎症。所以艾灸治療重在清熱利濕、行氣活血。一般來說，施灸治療3次以上，腹痛有所減輕，按療程施灸，疼痛會逐漸消失。

治則：可取中極穴、陰陵泉穴、三陰交穴等，既健脾祛濕，又益氣強身，增強機體的免疫功能。選穴以足太陽膀胱經、任脈、足太陰脾經為主，可取脾俞穴、胃俞穴、腎俞穴、大腸俞穴等，通利腸道膀胱，清化下焦之濕；濕居少腹、礙氣淤血，可再取氣海穴、關元穴等任脈中的下腹之穴，益氣行氣、化濕逐淤。

- 主穴　中極穴、陰陵泉穴、三陰交穴。
- 輔穴　脾俞穴、胃俞穴、腎俞穴、大腸俞穴、氣海穴、關元穴。
- 灸法　迴旋灸。
- 時間　迴旋灸以上穴位，每穴 15 分鐘左右。

TIPS 特效簡便方
外敷蒲公英

原料：新鮮蒲公英 150 克。
製法：將蒲公英搗爛如泥，然後外敷在下腹部。
功效：蒲公英有清熱解毒、消腫散結作用。

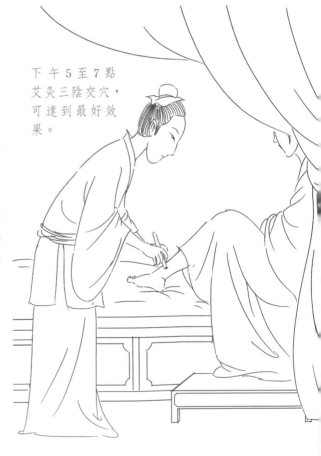

下午 5 至 7 點艾灸三陰交穴，可達到最好效果。

中極穴	陰陵泉穴	三陰交穴	
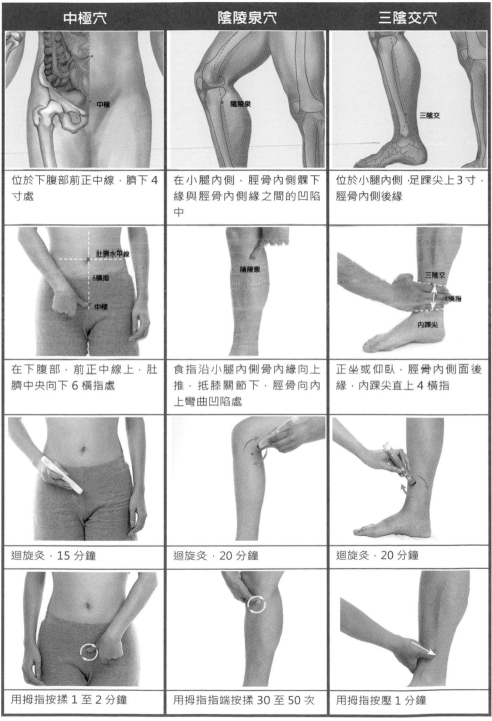			定位
位於下腹部前正中線，臍下 4 寸處	在小腿內側，脛骨內側髁下緣與脛骨內側緣之間的凹陷中	位於小腿內側，足踝尖上 3 寸，脛骨內側後緣	
			取穴
在下腹部，前正中線上，肚臍中央向下 6 橫指處	食指沿小腿內側骨內緣向上推，抵膝關節下，脛骨向內上彎曲凹陷處	正坐或仰臥，脛骨內側面後緣，內踝尖直上 4 橫指	
			炙法
迴旋灸，15 分鐘	迴旋灸，20 分鐘	迴旋灸，20 分鐘	
			增效療法
用拇指按揉 1 至 2 分鐘	用拇指指端按揉 30 至 50 次	用拇指按壓 1 分鐘	

產後缺乳

迴旋灸膻中穴、少澤穴、湧泉穴等

症狀： 多數情況下產婦在分娩兩三天後，就會有乳汁分泌出現，這時若是乳汁不多，應屬於正常現象。但如果數天之後，產婦分泌的乳汁依然很少，甚至根本沒有乳汁分泌，這就是「缺乳」症。

病因： 乳汁乃人體津血所化，若女性脾胃虛弱、運化失常，就會津血不足，自然缺乳。尤其女性在孕期和產後多食油膩或者進食補藥過多，就會損傷脾胃，導致氣機不暢。溫潤的艾灸療法能夠祛除體內痰濕，益氣養血、滋津生液以增加產婦的乳汁分泌。

治則： 任脈主一身之陰，取與任脈相通的膻中穴可以補陰；心主血脈，選與心所系的少澤穴而通脈；腎藏精、精血同源，擇腎之起點湧泉穴即生精；脾胃為氣血生化之器，定胃中要穴足三里而生血。

- 〔**主穴**〕 膻中穴、少澤穴、湧泉穴。
- 〔**輔穴**〕 足三里穴。
- 〔**灸法**〕 迴旋灸。
- 〔**時間**〕 迴旋灸以上四穴，每穴位 20 分鐘為宜，每日 1 次。

TIPS　特效簡便方

豌豆紅糖飲

原料： 豌豆 100 克，紅糖適量。
製法： 將豌豆與紅糖加水煮爛，空腹服用，每日 2 次。
功效： 豌豆補中益氣，紅糖溫補、健脾暖胃，可催乳。

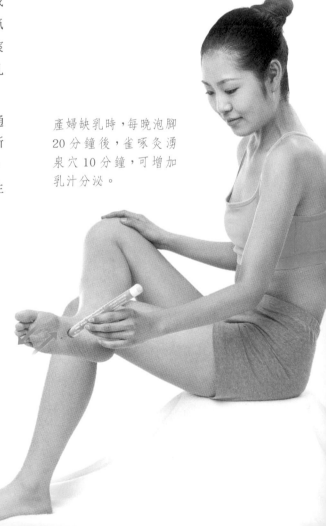

產婦缺乳時，每晚泡腳20 分鐘後，雀啄灸湧泉穴 10 分鐘，可增加乳汁分泌。

膻中穴	少澤穴	湧泉穴	
			定位
在胸部，前正中線上，橫平第四肋骨間隙	在手指，小指末節尺側，距指甲根角側上方0.1寸(指寸)	在足底，曲足卷趾時足心最凹陷處	
			取穴
由鎖骨往下數第四肋骨間，平第四肋骨間，約是兩乳頭連線中點	伸小指，沿指甲底部與指尺側引線交點處	卷足，足底前1／3處可見有一凹陷處，按壓有酸痛感處	
			灸法
迴旋灸，20分鐘	迴旋灸，20分鐘	迴旋灸，20分鐘	
			增效療法
用大拇指按揉100次	用拇指指甲尖垂直下壓1至3分鐘	以手掌心擦湧泉穴100至200次	

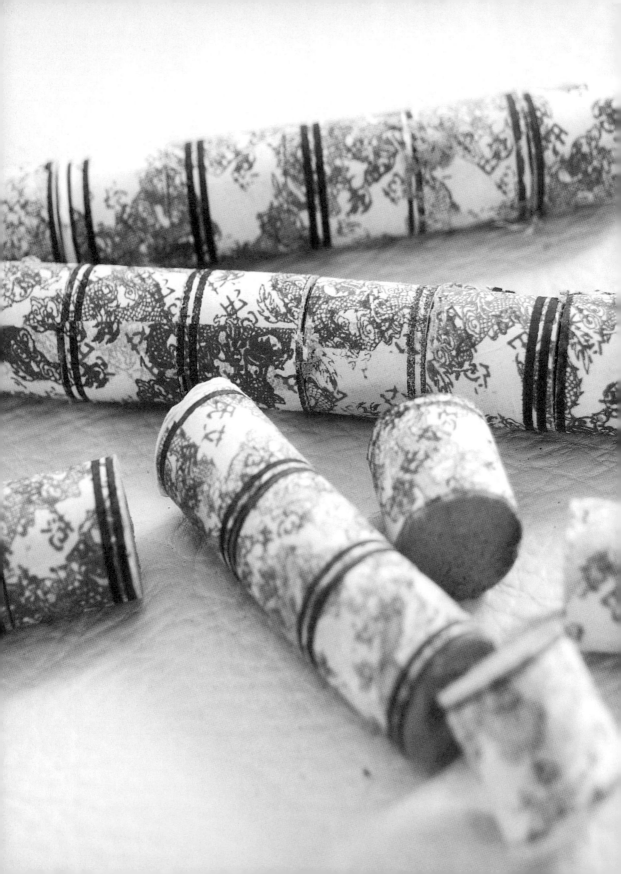

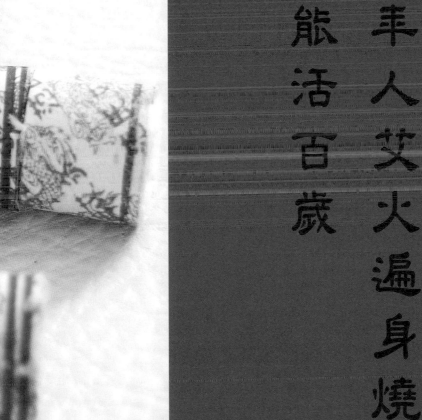

【第五章】

老年人艾火遍身燒

才能活百歲

衰老的本質是身體裡的火燒不旺

夫人之真元乃一身之主宰,真氣壯則人強,真氣虛則人病,真氣脫則人死。

（北宋）竇材《扁鵲心書‧住世之法》

每個人從出生到死亡,都會經歷一個發育、成長、衰老的發展演變過程,機體的老化是一種極為正常、不可避免的生理現象。外表的衰老在於皮膚鬆弛、皺紋滋生,體形萎縮、變形等,而更主要的是體內臟腑的衰老。

中醫認為,造成衰老的本質是體內的「火」不旺,氣不足,寒、濕等邪入體,不僅造成了臟腑的壓力,更是直接導致體內環境的惡化,經脈運行不暢,氣血不通,就相當於高速公路上堵車,養料輸送不到每個臟腑器官,而器官中的代謝產物垃圾也運不出來。如此日積月累,機體不僅會加速衰老的速度,更會百病叢生。

這裡的「火」指的是人體內的真元,《內經》強調,真元主宰人的生老病死。而真元也就是人們常說的陽氣,陽氣充足的人不僅面色紅潤、身體康健,表面上的年齡也大大低於實際年齡,可謂是真正的「年輕態、健康體」。陽氣不足的人,體虛而沒有抵抗力,面色或蒼白或發黃,疲軟無力,可能實際年齡四十歲,看起來要像五十歲的老人。

溫煦的艾灸則能給身體燒上這把火,就如同在擁堵的高速公路上安排了一個交通警察,哨子一吹就疏通了堵車問題。體內溫煦則能抵抗寒、濕等邪,與此同時能夠舒經活絡、活血化淤,將身體機能恢復正常,從而達到延緩衰老、延年益壽的目的。

陽氣充足則「年輕態,健康體」,精神矍鑠。

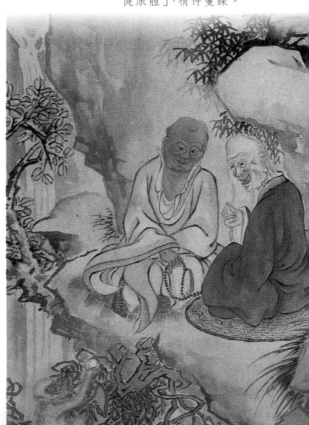

明代醫學家的養生祕訣：常灸氣海穴

明代著名醫學家張介賓在向他人傳授自己的養生祕訣時，列舉了柳公度的例子，然後說：「養生很簡單，只要常常保持氣海穴的溫煦即可，常艾灸此穴，即能強身健體、延年益壽。」張介賓生於醫學世家，對養生、祛病研究深入，他本人直到七十歲高齡時，依然精神矍鑠。古話有雲「氣海一穴暖全身」，氣海穴是人體養生保健的重要穴位，位於肚臍正下方1.5寸，相當於人體正中央。一般來講天下江河湖海的最後匯聚之處才能稱之為「海」，所以說氣海穴是人體、真元之氣匯聚的地方。簡單來講氣海穴就是一個泉眼，泉水從四面八方匯聚到此處，再經過此處流淌至身體各處。

所以經常艾灸或者按摩氣海穴，能夠達到培補元氣、益腎固精、強身健體、解除疲勞的功效。所以明代醫學家張介賓才會如此推崇氣海穴，此穴對泌尿科疾病如陽痿、遺精，女性月經失調、崩漏、帶下，老人的中風、脫肛等都有神奇的療效。

氣海穴好找而且灸療很方便，只要將艾條點燃後放在離穴位2至4公分的高度進行熏灸，以穴位感到微熱又不致燒傷皮膚為度，每次15分鐘為宜。除了艾灸，按摩氣海穴一樣能夠達到養生祛疾的作用，手法不限，能刺激到穴位就好，每次1至3分鐘，長久堅持，可提高身體抵抗力，保證陽氣充盈，整個人充滿活力。

吾養生無他術，但不使元氣佐喜怒，使氣海常溫爾。

（明）張介賓《類經圖翼》

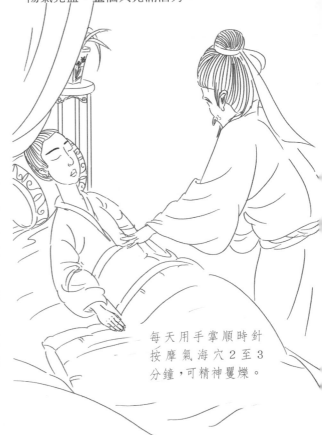

每天用手掌順時針按摩氣海穴2至3分鐘，可精神矍鑠。

老年人必灸的保健四穴：
關元穴、腎俞穴、足三里穴、三陰交穴

人至晚年陽氣衰……人于無病時，常灸關元、氣海、命關、中脘，雖未得長生……亦可保百餘年壽矣。

（北宋）竇材《扁鵲心書·禺識扶陽》

北宋名醫竇材宣導老人常灸關元穴、氣海穴、命關穴、中脘穴四穴，得以長壽百年。今人經過多年的臨床經驗，在古人的基礎上加以改良，認為常灸關元穴、腎俞穴、足三里穴、三陰交穴四穴，更適合老人。

● 關元穴

關，是關閉、封藏的意思；元則是元氣。所以關元穴是「元陰元陽交關之所」，也就是人們常說的「丹田」，此穴是體內陽氣所在之地，更是精氣化生之所。而且足太陰、足少陰、足厥陰、任脈，三經一脈在此交會相通，從古至今，人們都將此穴置於起死回生的重要穴位。竇材在《扁鵲心書》中說每年的春秋之交，艾炷灸關元穴，每次3至5壯，則能夠保持體內溫煦而不畏嚴寒；人到三十歲，堅持每3年艾炷灸臍下300壯，人到五十歲，堅持每2年灸臍下300壯，人到六十歲，每1年灸臍下300壯，可保人長生不老。

● 腎俞穴

腎為人的先天之本，主要負責人體的繁衍、生長、發育。其生理功能更是涵蓋了當今泌尿、生殖、運動、神經、內分泌等多個系統，人的健康與否、壽命長短與腎氣息息相關。人到老年，容易氣息不暢、腎氣不足，每天散步的時候，若能夠雙手握拳，邊走邊輕輕敲打腎俞穴30至50次，則能降低血壓，強健體魄，改善腎功能。每天睡覺之前，舌頭抵住上顎，眼睛看向頭頂，兩手摩擦雙腎旁俞穴，每次10至15分鐘，一樣可以達到相當好的效果。家庭艾灸時，溫和灸此穴20至30分鐘，每天1次，效果更佳。

● 足三里穴

唐朝藥王孫思邈在《千金方》中將足三里穴稱為「長壽穴」。足三里穴位於外膝眼下3寸，屬足陽明胃經。胃經為多氣多血之經，與脾經互為表裡，共同構成了人體的後天之本、氣血生化之源，所以艾灸足三里穴最直觀的功效則是調養脾胃、滋補氣血，並且能夠促進機體的新陳代謝，增強人的消化、吸收、免疫功能，還

能消除疲勞、防病健身、延年益壽。怪不得在古典中足三里穴的記載最多。艾灸時可採用迴旋灸或者雀啄灸，每次15至20分鐘，每天1次，堅持一段時間後，即能感覺到身體的變化。

● 三陰交穴

三陰交穴，顧名思義，是指三條陰經運行的氣血交匯於此。這三條陰經是指：

脾經，提供濕熱之氣；肝經，提供水濕風氣；腎經，提供寒冷之氣。這個穴位位於內踝尖直上三寸，是應用相當廣泛的養生保健之穴。除了每天溫和灸此穴15分鐘之外，還可以輔助按摩，用拇指按壓三陰交穴1分鐘，之後以手掌心反覆搓擦足底中央部位，以足心發熱爲佳，以達到健脾益氣、柔肝養血、益腎固本的功效。

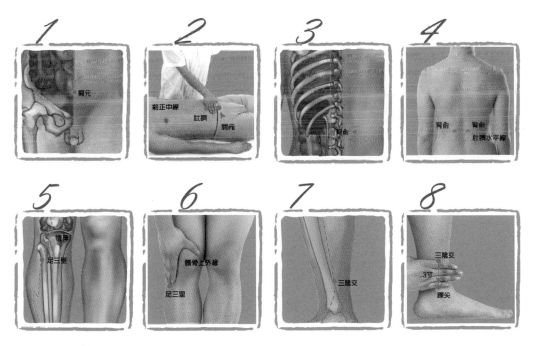

❶ 在下腹部，肚臍中下 3 寸，前正中線上。

❷ 在下腹部，正中線上，肚臍中央向下 4 橫指處。

❸ 在脊柱區，第二腰椎棘突下，後正中線旁開 1.5 寸。

❹ 肚臍水平線與脊柱相交椎體處，下緣旁開 2 橫指處。

❺ 在小腿前外側，犢鼻穴下 3 寸，脛骨前脊外 1 寸。

❻ 同側手虎口圍住髕骨上外緣，餘四指向下，中指指尖處。

❼ 在小腿內側，內踝尖上 3 寸，脛骨內側緣後際。

❽ 正坐或仰臥，脛骨內側面後緣，內踝尖直上 4 橫指。

糖尿病

雀啄灸脾俞穴、外關穴、陽陵泉穴等

症狀：糖尿病是由內分泌功能失常所引起的慢性代謝性疾病，其典型症狀為多尿、多食、多飲、疲乏無力、形體消瘦，以及皮膚搔癢、出汗異常、視力模糊、肢體麻木、皮膚感染、傷口難以癒合等。

病因：糖尿病患者多是脾虛濕重體質，體內環境黏稠不爽、血流不暢，會直接影響身體的新陳代謝。痰濕就是因為體內積聚的濕氣過多，以致變得黏稠，這也就是中醫裡常說的「濕聚成痰」，極易將經脈淤堵住，從而形成各種疾病和併發症。

治則：中醫認為，糖尿病大多為氣陰兩虛之證，即便有火也是上盛下虛，胃火旺、腎陰弱。所以取穴時，可以脾俞穴益脾中之氣，外關穴清三焦之熱，陽陵泉穴排膽內之郁，內關穴泄心包之火，合谷穴去腸中之渴，足三里穴降胃中之實，再以腎俞穴補腎中之水。

主穴	脾俞穴、外關穴、陽陵泉穴。
輔穴	內關穴、合谷穴、足三里穴、腎俞穴。
灸法	雀啄灸。
時間	以先背部、後四肢的灸治順序雀啄灸以上各穴，每穴各灸10至20分鐘。

迴旋灸陽陵泉穴10至20分鐘，可減輕肝臟負擔，促進膽汁排泄。

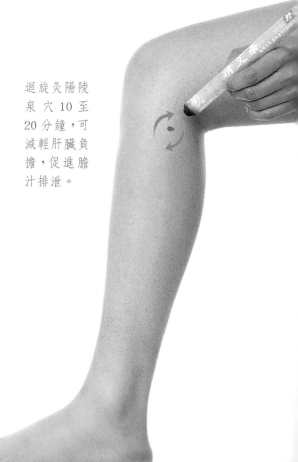

TIPS **特效簡便方**
苦瓜汁

原料：苦瓜一個。

製法：將苦瓜放入榨汁機中攪打之後，過濾取汁飲用。

功效：苦瓜能促進糖類分解，改善口渴症狀，對於治療糖尿病引發的視網膜病變很有療效。

脾俞穴	外關穴	陽陵泉穴	
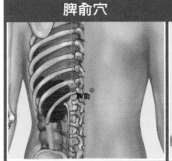	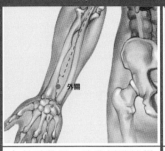	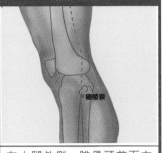	定位
在脊柱區，第十一胸椎棘突下，後正中線旁開 1.5 寸	在前臂後區，腕背側遠端橫紋上 2 寸，尺骨與橈骨間隙中點	在小腿外側，腓骨頭前下方凹陷中	
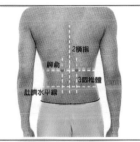	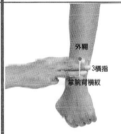	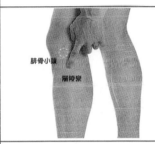	取穴
肚臍水平線與脊柱相交椎體處，往上推 3 個椎體，下緣旁開約 2 橫指處	抬臂俯掌，掌腕背橫紋中點直上 3 橫指，前臂兩骨頭之間的凹陷處	膝關節外下方，腓骨小頭前下方凹陷處	
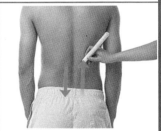	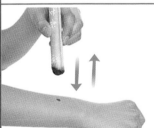	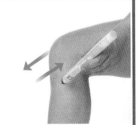	灸法
雀啄灸，20 分鐘	雀啄灸，20 分鐘	雀啄灸，15 分鐘	
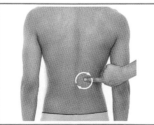	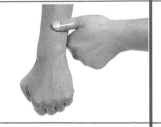	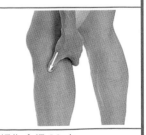	增效療法
用食指指尖按揉 30 至 50 次	用拇指拿捏 10 至 20 次	用拇指拿捏 20 次	

高血壓

溫和灸足三里穴、太衝穴、湧泉穴等

症狀：高血壓是中老年人的常見病、多發病。臨床上以頭暈、耳痛、耳鳴、健忘、失眠多夢、血壓升高等為基本特徵。如不積極控制，發展至晚期常會出現心、腦、腎等器質性損害。艾灸能夠平肝潛陽、補腎益肝、祛痰化濁，一般數個療程後，頭痛、頭暈等症可明顯減輕。

病因：原發性高血壓與遺傳、職業以及不良的生活習慣有關，繼發性高血壓則有可能是由急性或慢性腎炎、嗜鉻細胞瘤等疾病引發而來。日常生活和工作中，過度疲勞、心情抑鬱等都會引起血壓的升高。

治則：可取足三里穴、太衝穴、湧泉穴、曲池穴等陽明、厥陰、少陰經穴，以行氣通陽、化痰祛濕、清利頭目；再取頭

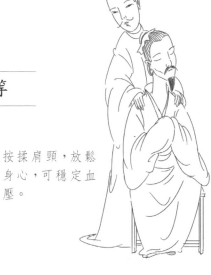

按揉肩頸，放鬆身心，可穩定血壓。

部百會穴、印堂穴、大椎穴等督脈之穴。若是為肝腎陰虛、肝陽上亢或肝風內動所致，則可取足少陽膽經懸鍾穴、足厥陰肝經太衝穴，以滋陰潛陽、平息肝風。

主穴 足三里穴、太衝穴、湧泉穴。

輔穴 曲池穴、百會穴、印堂穴、大椎穴、懸鍾穴。

灸法 溫和灸。

時間 印堂穴、百會穴、大椎穴等頭面、頸部之穴可灸8至10分鐘，其他各穴可灸15至20分鐘；每天1次，待血壓穩定至正常水準後，可改為每週2至3次。

迴旋灸腿部足三里穴、上巨虛穴，可通胃經，行氣化痰。

足三里

上巨虛

TIPS

特效簡便方

蓮子清心茶

原料：蓮子心 30 克，綠茶 30 克。

製法：將蓮子心和綠茶分別成 10 份，裝入 10 個茶包袋，每次取一袋沖入沸水，5 分鐘後飲用，可反覆沖泡。

功效：清熱排毒，清心火，降血壓，適合血壓高同時心煩、臉紅、頭暈的人。

足三里穴	太衝穴	湧泉穴	
			定位
位於小腿外膝眼下 3 寸，脛骨外側	第一與第二蹠骨間，蹠骨結合部前方凹陷中	在足底，曲足卷趾時足心最凹陷處	
			取穴
同側手虎口圍住髕骨上外緣，餘四指向下，中指指尖處	沿第一、第二趾骨間橫紋向足背推，有一凹陷處陷入即是	卷足，足底前 1／3 處可見一凹陷處，按壓有酸痛感處	
			炙法
溫和灸，15 至 20 分鐘	溫和灸，15 至 20 分鐘	溫和灸，15 至 20 分鐘	
			增效療法
用食指按壓 20 至 30 次	拇指指腹著力拿捏 30 至 50 次	以手掌心擦湧泉穴 100 至 200 次	

高脂血症

溫和灸豐隆穴、陽陵泉穴、足三里穴等

症狀： 高脂血症是一種全身性疾病。患者常伴有肥胖、行動遲緩、呼吸短促、易疲勞、多汗等症狀。高脂血症已成爲中老年人的常見病，是造成動脈硬化症和心臟病的一個重要危險因素。

病因： 此病是由於體內脂類代謝或運轉異常，使血漿一種或多種脂質高於正常範圍。而血脂過高是體內痰濕蘊積所爲，體內濕寒之氣過重，就會積聚爲濃稠不易流動的痰濕，致使運化失常，血脂濃稠。所以降血脂的關鍵是化痰祛濕。

治則： 健脾和胃、行氣運中，所以可取手足陽明經豐隆穴、足三里穴、合谷穴、天樞穴，足少陽膽經陽陵泉穴等，行氣助陽、燥濕化痰；再配以任脈經胃之募穴：中脘穴，足太陽經脾俞穴、胃俞穴，通過增強脾胃的運化代謝功能，分清別濁、消除痰濕生長的內在環境。

> 陽陵泉為「筋之要穴」，常灸可舒筋、壯筋，治療下肢筋病。

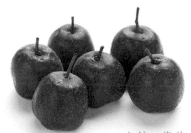

山楂、菊花、決明子代茶飲可調理血脂。

- 主穴　豐隆穴、陽陵泉穴、足三里穴。
- 輔穴　合谷穴、天樞穴、中脘穴、脾俞穴、胃俞穴。
- 灸法　溫和灸。
- 時間　溫和灸以上各穴，每穴20至30分鐘，每天1次，7天爲1個療程，可連續治療5至9個療程。

TIPS

特效簡便方

山楂瓜皮飲

原料： 山楂 4 至 5 顆，西瓜皮 50 克。
製法： 山楂、西瓜皮洗淨切碎，以開水泡茶飲。
功效： 降低血脂，防治「三高」。

豐隆穴	陽陵泉穴	足三里穴	
			定位
在小腿外側，外踝尖上 8 寸，脛骨前肌的外緣	在小腿外側，腓骨頭前下方凹陷中	位於小腿外膝眼下 3 寸，脛骨外側	
			取穴
犢鼻穴與外踝尖兩者的中點	膝關節外下方，腓骨小頭前下方凹陷處	同側手虎口圍住髕骨上外緣，餘四指向下，中指指尖處	
			灸法
溫和灸，20 分鐘	溫和灸，15 分鐘	溫和灸，30 分鐘	
			增效療法
用食指指尖點按豐隆穴 30 至 50 次	用拇指、食指拿捏 20 次左右	用食指按壓 20 至 30 次	

冠心病

溫和灸心俞穴、膻中穴、豐隆穴等

症狀：冠心病大致可分為原發性心臟驟停型、心絞痛型、心肌梗塞型、心力衰竭型、心律失常型等5種類型。其最主要的臨床表現就是胸部出現壓榨性疼痛，疼痛可放射至頸、頷、手臂及胃部，同時可伴有眩暈、氣促、出汗、寒顫、噁心、昏厥等症狀，嚴重者可因心力衰竭而死亡。

病因：冠心病屬於由冠狀動脈器質性狹窄或阻塞所引起的一種缺血性心臟病。中醫認為當痰濕壅阻，就會導致氣滯血淤。長時間血液流通不暢之後，血管壁上的「垃圾」越堆越厚，冠狀動脈就會粥狀硬化，從而造成心肌缺血，形成冠心病。

治則：冠心病源於氣滯血淤、胸脈痺阻，因而治療該病，首先可取心俞穴、膻中穴等，寬胸理氣、活血通痺；取豐隆穴，行氣化痰、祛淤降濁；再取內關穴、神門穴、勞宮穴等，益心氣、養心血、通心脈。

主穴	心俞穴、膻中穴、豐隆穴。
輔穴	內關穴、神門穴、勞宮穴。
灸法	溫和灸。
時間	溫和灸以上各穴，每穴15分鐘左右，每天1至2次。

TIPS

特效簡便方

菊花山楂茶

原料：山楂 20 克，菊花 15 克。

製法：山楂洗淨，去核、切片。將山楂、菊花放入鍋中，加適量清水大火煮沸，小火稍煮 5 分鐘即可。

功效：山楂可以活血化淤，菊花苦寒，可消腫、療癰。

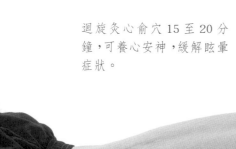

迴旋灸心俞穴 15 至 20 分鐘，可養心安神，緩解眩暈症狀。

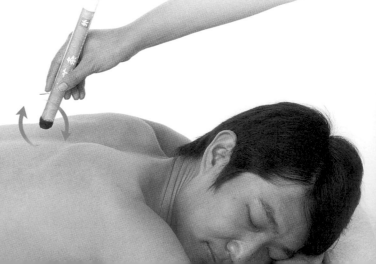

心俞穴	膻中穴	豐隆穴	
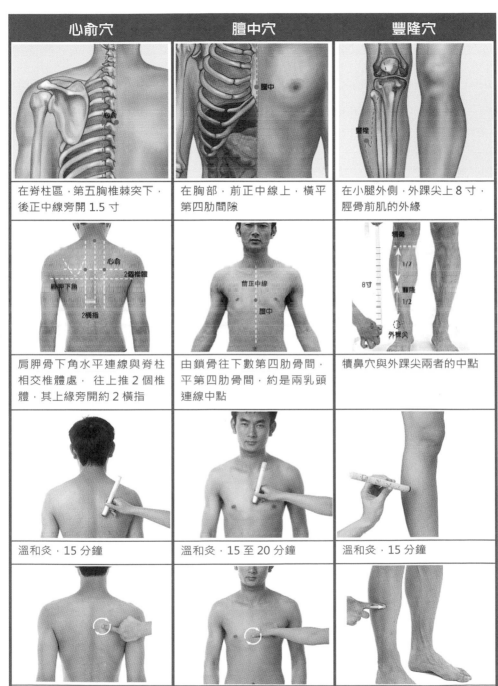			定位
在脊柱區，第五胸椎棘突下，後正中線旁開 1.5 寸	在胸部，前正中線上，橫平第四肋間隙	在小腿外側，外踝尖上 8 寸，脛骨前肌的外緣	
			取穴
肩胛骨下角水平連線與脊柱相交椎體處，往上推 2 個椎體，其上緣旁開約 2 橫指	由鎖骨往下數第四肋骨間，平第四肋骨間，約是兩乳頭連線中點	犢鼻穴與外踝尖兩者的中點	
			炙法
溫和灸，15 分鐘	溫和灸，15 至 20 分鐘	溫和灸，15 分鐘	
			增效療法
用食指指端按揉 1 至 3 分鐘	用拇指按揉 100 次	用食指指尖點按 30 至 50 次	

心悸

溫和灸神門穴、內關穴、肺俞穴等

症狀：心悸主要是指人的心臟及其周圍部位突然之間出現的一陣難以自主的不適感，其臨床主要表現有心率過快、過強或者心律跳動不規則。心悸多見於貧血、甲狀腺功能亢進、冠心病、心律失常，以及一些自主神經和內分泌功能紊亂患者。

病因：心是「君主之官」，主神明、主血脈。同時，血又為氣所帥、氣為血所養。寒、濕、痰等病邪在體內作祟，就會引起血脈淤堵，流通不暢，氣息不順。治心悸者，其首要任務就是益氣養血、寧心安神。

治則：神為人體一切活動的控制者和調節者，故心慌亂時，即應安撫心神，此時可灸神門穴、內關穴，以安心神。再取肺俞穴，舒緩心肺之氣；另一方面可取膻中穴、巨闕穴，調任脈陰血以養心氣，溫胸中之氣以推心血，因為膻中穴有「上氣海」之稱，巨闕穴是心之募穴；同時可取厥陰俞穴、心俞穴，可溫通心陽、補益心氣。

主穴 神門穴、內關穴、肺俞穴。

輔穴 膻中穴、巨闕穴、厥陰俞穴、心俞穴。

灸法 溫和灸。

時間 溫和灸以上穴位，先胸背後四肢，每穴施灸10至15分鐘，每天1至2次。

TIPS　特效簡便方

玉竹燕麥粥

原料：燕麥片80克，玉竹10克。

製法：玉竹加水煎服，取汁；在玉竹汁中加入燕麥片，小火熬煮成粥即可。

功效：燕麥含有大量亞油酸，可輔助治療動脈粥狀硬化，與玉竹汁同食可補心調胃。

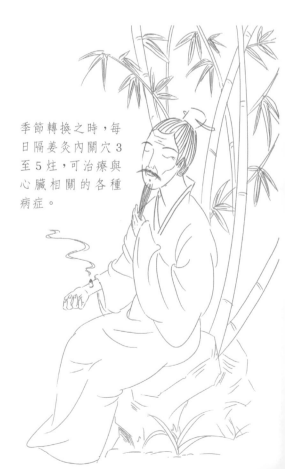

季節轉換之時，每日隔薑灸內關穴3至5炷，可治療與心臟相關的各種病症。

神門穴	內關穴	肺俞穴	
			定位
在腕前區，腕掌側遠端橫紋尺側端，尺側腕屈肌腱的橈側緣	在前臂前區，腕掌側遠端橫紋上 2 寸，掌長肌腱與橈側屈腕肌腱之間	在脊柱區，第三胸椎棘突下，後正中線旁開 1.5 寸	
			取穴
微握掌，另一手四指握手腕，屈拇指，指甲尖所到凹陷處	微屈腕握拳，從腕橫紋向上量 3 橫指，兩條索狀筋之間即是內關	低頭屈頸，頸背交界處椎骨高突向下推 3 個椎體，下緣旁開 2 橫指處	
			灸法
溫和灸，10 至 15 分鐘	溫和灸，10 至 15 分鐘	溫和灸，10 至 15 分鐘	
			增效療法
用拇指指腹按揉 2 分鐘	用拇指尖按捏 10 至 15 分鐘，每日 2 至 3 次	用食指點穴 50 次	

中風後遺症

溫和灸曲池穴、足三里穴、三陰交穴等

症狀：中風後遺症是指腦部發生局部性血液循環障礙，導致不同程度的意識障礙，以及神經系統局部受損爲特徵的一類疾病，如腦出血、蜘蛛網膜下腔出血、腦血栓等急性期過了以後所遺留的各種症狀。常見的有一側上下肢癱瘓無力、行動困難、口眼歪斜、口角流涎。

病因：中醫認爲，造成中風後遺症的主要原因，是體內氣血痰濕淤滯、經脈鬱阻不通。艾灸療法能打通鬱結、平肝息風、活血化淤，令身體逐漸康復。

治則：可先取手陽明大腸經合穴→曲池穴，足陽明經合穴→足三里穴，足太陰、厥陰、少陰三脈交會穴→三陰交穴，足陽明經絡穴→豐隆穴，筋之八會穴→陽陵泉穴，以行氣活血、舒筋通絡；再取足少陰經原穴→太谿穴，足厥陰經原穴→太衝穴，足少陰經井穴→湧泉穴，以滋陰養血、補益肝腎。

主穴　曲池穴、足三里穴、三陰交穴。

輔穴　豐隆穴、陽陵泉穴、太谿穴、太衝穴、湧泉穴。

灸法　溫和灸。

時間　溫和灸以上各穴，每穴15至30分鐘，疾病初期爲每天1次，病情穩定後可每2天灸1次，半個月爲1個療程。

早晚垂直按壓曲池穴3至10分鐘，可改善上肢癱麻。

TIPS　**特效簡便方**
塗大蒜泥

原料：大蒜2瓣。
製法：將大蒜去皮，搗爛如泥，塗於牙根部。
功效：此法能夠宣竅通閉，治療中風不語。

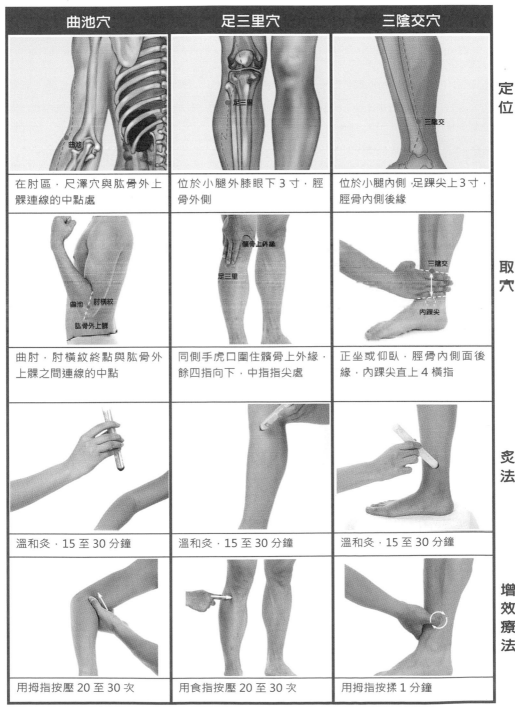

	曲池穴	足三里穴	三陰交穴
定位	在肘區，尺澤穴與肱骨外上髁連線的中點處	位於小腿外膝眼下 3 寸，脛骨外側	位於小腿內側，足踝尖上3寸，脛骨內側後緣
取穴	曲肘，肘橫紋終點與肱骨外上髁之間連線的中點	同側手虎口圍住髕骨上外緣，餘四指向下，中指指尖處	正坐或仰臥，脛骨內側面後緣，內踝尖直上 4 橫指
炙法	溫和灸，15 至 30 分鐘	溫和灸，15 至 30 分鐘	溫和灸，15 至 30 分鐘
增效療法	用拇指按壓 20 至 30 次	用食指按壓 20 至 30 次	用拇指按揉 1 分鐘

帕金森氏症

溫和灸百會穴、合谷穴、四神聰穴等

症狀：該病又稱震顫麻痺，臨床上以四肢震顫、肌肉僵直、運動減少爲主要特徵。發病時先見一側上肢震顫，以後發展到同側下肢、對側上肢、對側下肢，以靜止狀態時尤爲明顯。由於頸肌、軀幹肌肉僵直，導致頭部前傾、表情呆板、步態緊張、動作遲鈍、精神不寧、煩躁易怒。

病因：在中醫學裡面，凡是肌肉痙攣抽搐之類的病症，常歸之於風邪所爲，這其中又可分爲外風和內風。帕金森氏症，則主要是內風所致，多數是由於肝陽上亢、風陽妄動，或肝腎陰虛、血不養筋，導致肌肉震顫、僵直，步態緊張、動作遲鈍等異常。

治則：帕金森氏症在中醫學裡稱爲「風顫」，主要是由肝風內動、竄犯四肢所致。虛者多爲肝腎不足，水不涵木所爲，取百會穴、合谷穴、四神聰穴、太谿穴等，滋陰調陽。實者則由肝陽偏亢、內風擾動導致，故可取風府穴、風池穴、太衝穴等，平肝息風。

主穴 百會穴、合谷穴、四神聰穴。

輔穴 太谿穴、風府穴、風池穴、太衝穴。

灸法 溫和灸。

時間 溫和灸以上各穴，頭面部每穴灸5分鐘左右，四肢穴位每次灸15分鐘左右。可連續灸1至2個月。

TIPS **特效簡便方**
鉤藤水

原料：全蠍 6 克，蜈蚣 6 克（研粉），鉤藤 30 克（藥店皆有售）。

製法：將全蠍和蜈蚣粉加鉤藤一起煮水，吞服。

功效：此方對治風淫濕痹、手足不舉有奇效。

艾灸百會穴時間不宜長，5分鐘即可。

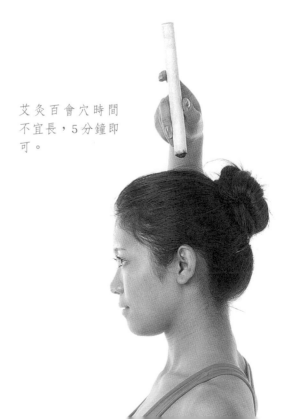

百會穴	合谷穴	四神聰穴	
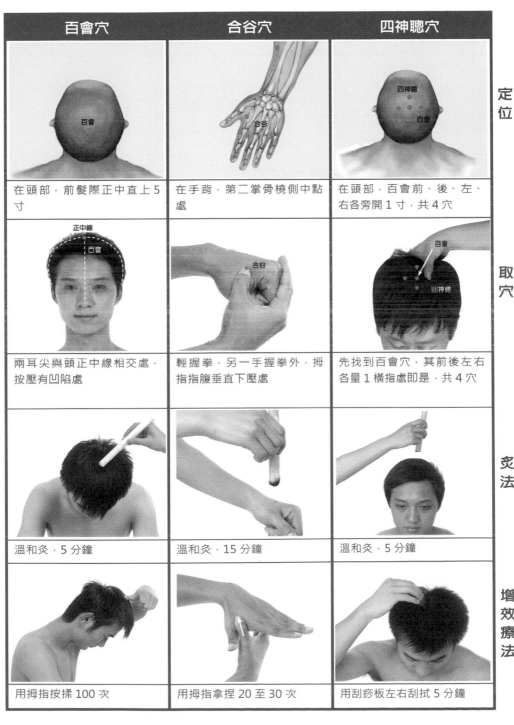			定位
在頭部，前髮際正中直上5寸	在手背，第二掌骨橈側中點處	在頭部，百會前、後、左、右各旁開1寸，共4穴	
			取穴
兩耳尖與頭正中線相交處，按壓有凹陷處	輕握拳，另一手握拳外，拇指指腹垂直下壓處	先找到百會穴，其前後左右各量1橫指處即是，共4穴	
			灸法
溫和灸，5分鐘	溫和灸，15分鐘	溫和灸，5分鐘	
			增效療法
用拇指按揉100次	用拇指拿捏20至30次	用刮痧板左右刮拭5分鐘	

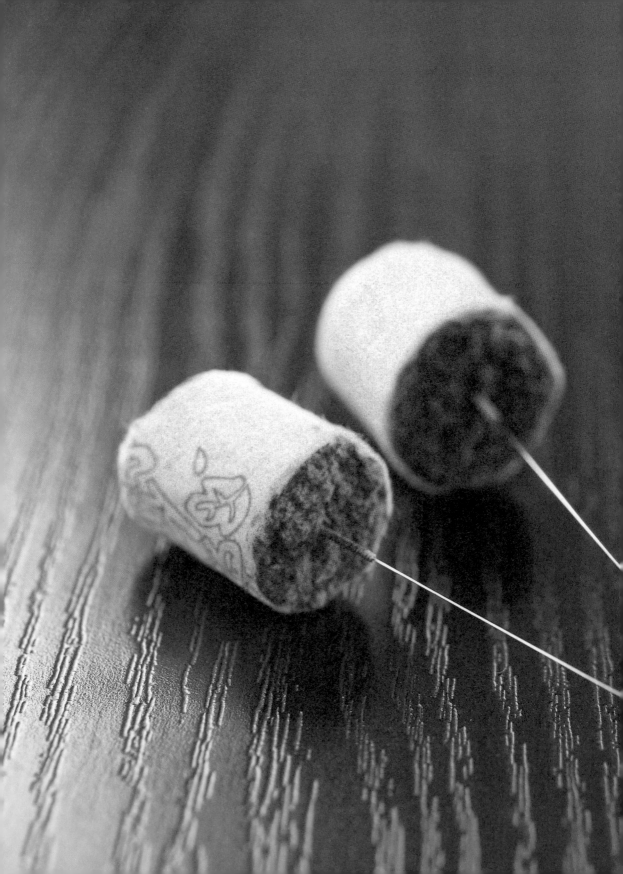

艾灸助陽健脾

為寶寶提供溫暖的保護

孩子艾灸的四個關鍵期

兒童的身體還處於生長發育階段，臟腑的形態和功能都尚未完善，本身就是純陽之體，不僅臟腑嬌嫩，連營氣都沒有充足。兒童的生長發育非常迅速，機體也隨著年齡的增長逐漸變化。所以根據兒童不同生長發育時期選擇相對應的保健穴位進行施灸，有利於促進生長發育，增強身體的免疫功能，且預防疾病的發生。

家有三年艾，醫生不用來。

——俗語

注意事項	
艾灸方法	由於小兒皮膚非常嬌嫩，以免損傷皮膚、留下疤痕，宜採用艾條灸，以溫和灸、雀啄灸、迴旋灸等灸法施灸
具體操作	施灸者可將另一隻手的食指和中指，放置於被灸部位的兩側，以感知灸療處的溫度變化
距離及溫感	艾灸條位於穴位上方2至4公分處。若局部皮膚稍有紅暈、溫熱較為舒適時，可將艾條稍稍靠近皮膚一些。如紅暈顏色加深、有灼熱感，可讓艾條離皮膚遠一些
時間與間隔	艾灸時間宜短些、間隔宜長，一般每次灸10至15分鐘，休息1天以後再灸1次；10次以後可改為每週灸1次，或半個月灸1次

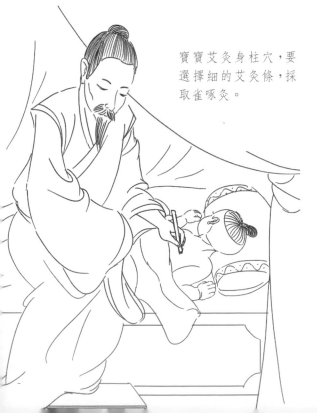

寶寶艾灸身柱穴，要選擇細的艾灸條，採取雀啄灸。

日本針灸醫師代田文志先生提出，嬰兒期灸身柱穴，可促進生長發育；十七歲左右灸風門穴，能預防呼吸系統疾病的發生；二十四歲左右灸三陰交穴，會減少生殖泌尿系統疾患的出現；三十歲以後灸足三里穴，可以增強脾胃的功能，預防各種疾病。

● 給寶寶艾灸注意多

由於嬰幼兒體質特殊，在給寶寶施灸過程中，最好選擇在他睡熟之際，以免寶寶驚恐、哭鬧造成燙傷。施灸時，注意艾灸條與皮膚之間的距離要適中，謹防灼傷。

寶寶必灸的兩大保健穴：
身柱穴、天樞穴

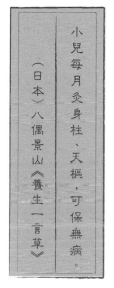

小兒每月灸身柱、天樞，可保無病。

（日本）八偶景山《養生一言草》

● 身柱穴

在日本醫學界，身柱穴被稱為「小兒百病之灸點」，其主要功效緣於它位置的特殊性。身柱穴位於第三胸椎棘突下凹陷中，屬於督脈脈氣所發之地，其名字就是指全身之柱的意思。艾灸此穴可通陽理氣、祛風退熱，適用於小兒大部分病症。根據《日用灸法》的記載：「身柱灸，小兒必灸者也。出生七十五日以後灸之，如若疳疾滿身，或患驚悸，雖七十五日以後可免之。」也就是說小兒若無病時，在其出生七十五天以後，即可開始灸身柱等穴，以保健康。若是有病時，則時間不限、隨時可灸。根據現代臨床實踐，如果治療需要，嬰幼兒一般可在出生後三至六個月開始施用灸法。

● 天樞穴

天樞穴位於人體腹部中段。中醫認為，臍以上者天氣主之，臍以下者地氣主之；而天地之間，負責傳導輸送的，就是這個調控的樞紐：天樞穴。由此可見天

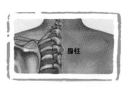

在脊柱區，第三胸椎棘突下凹陷中，後正中線上。

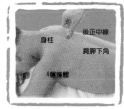

肩胛下角連線與後正中線相交向上4個椎體，下緣凹陷處。

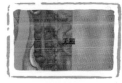

位於臍中水平線外側2寸處，左右各一穴。

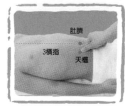

肚臍旁開約3橫指，按壓有酸脹感處。

樞穴在人體中的重要位置。在經絡中，天樞穴既為足陽明胃經管轄，又是大腸的「募」穴，人體攝入的各種物質所產生的諸多代謝產物，都要經胃腸排泄而出，如果人體的消化、吸收、排泄機能受到障礙，則濕、熱、痰、淤諸毒就會乘勢而動。尤其是少年兒童，消化吸收功能較弱，再加上病從口入，稍有不當即可誘發疾病。所以天樞穴疏調腸胃、理氣行滯的功效就特別重要。

小兒腹瀉

溫和灸神闕穴、下脘穴、天樞穴等

症狀：幼兒腹瀉發生頻率比較高，一般症狀爲大便次數增多，大便質地猶如水樣或蛋花湯樣，並可伴有嘔吐、腹痛、發熱、食欲減退等症狀，嚴重的或長時期的小兒腹瀉還會導致機體脫水、酸中毒、電解質紊亂等異常。

病因：小兒脾胃薄弱，中醫認爲如果外感風寒，餵養不當，腹部著涼，飲食生冷、不潔或者饑飽無度等，都可能引起小兒腹瀉。所以治療的根本就是調理胃腸氣機，健脾補腎，運用溫和灸療法，治療無痛苦，易被小兒接受，家長在家中即可自行爲患兒治療。

治則：小兒腸胃功能原本就較弱，所以無論是外邪侵襲或內部失調，都可引發腹瀉。其病雖然在脾、胃、腸等臟腑，但當以止瀉爲急，因此可先取神闕穴、下脘穴、天樞穴、中脘穴、大腸俞穴等，溫中止瀉；然後再取足三里穴、上巨虛穴、下

巨虛穴等，清理胃腸、調整氣機。

- **主穴** 神闕穴、下脘穴、天樞穴。
- **輔穴** 中脘穴、大腸俞穴、足三里穴、上巨虛穴、下巨虛穴。
- **灸法** 溫和灸。
- **時間** 足三里穴、上巨虛穴、下巨虛穴每穴可灸10分鐘左右，其他各穴可灸5至10分鐘；每天1次，3天爲一個療程，直至腹瀉停止。

TIPS 特效簡便方
薺菜水

原料：薺菜 30 克。
製法：將薺菜切段，加水 200 毫升，用小火煎至 50 毫升，分次服用。
功效：薺菜性味甘平，具有和脾、利水的功效，對治療痢疾、腸炎有一定療效。

施灸時將食指、中指位於穴位兩旁，可感知溫度，謹防燙傷。

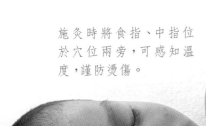

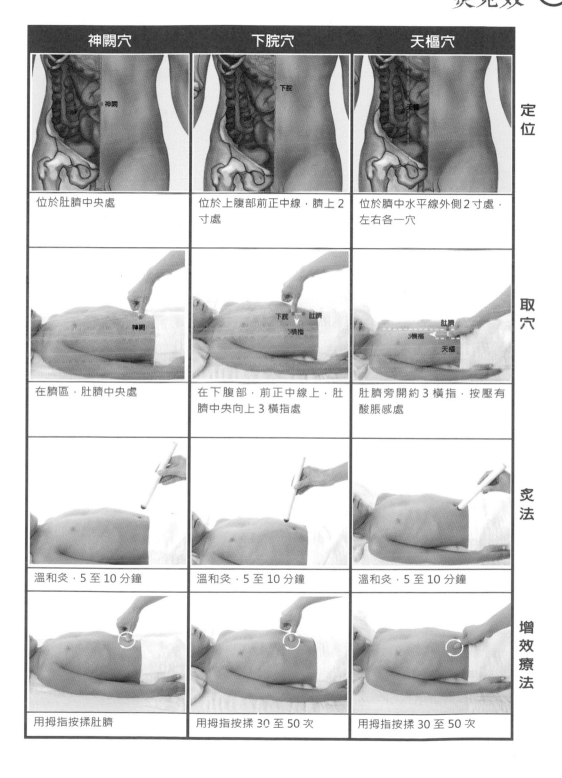

	神闕穴	下脘穴	天樞穴
定位	位於肚臍中央處	位於上腹部前正中線，臍上2寸處	位於臍中水平線外側2寸處，左右各一穴
取穴	在臍區，肚臍中央處	在下腹部，前正中線上，肚臍中央向上3橫指處	肚臍旁開約3橫指，按壓有酸脹感處
灸法	溫和灸，5至10分鐘	溫和灸，5至10分鐘	溫和灸，5至10分鐘
增效療法	用拇指按揉肚臍	用拇指按揉30至50次	用拇指按揉30至50次

小兒遺尿

雀啄灸大杼穴、大腸俞穴、關元俞穴等

症狀：小兒遺尿，一般是指三歲以上兒童在熟睡時不自主地將小便尿在床上，俗稱「尿床」。輕者可數夜遺尿一次，重者可每夜遺尿一次或數次；部分有長期遺尿症病史的患兒，還可出現面色萎黃、萎靡不振、精神無法集中等症狀。

病因：腎主閉藏，開竅於二陰，職司二便。生活中著涼受冷、驚恐受嚇等就會引發腎氣不足、下元虛寒。而腎氣不足就會失職而不受控制，導致尿床；脾主運化，喜燥惡濕而制水，脾弱也會導致排尿無法控制。艾灸可以改善孩子的尿床現象，同時增強體質，平復情緒。

治則：尿液由腎氣所化，經膀胱而瀉，出於前陰，因此治療小兒遺尿，一是在氣，二是在腎，故首先可取大杼穴、大腸俞穴、關元俞穴，暢通氣血，再取氣海穴、關元穴、中極穴等，益氣補血；然後配胃俞穴，行氣助運；再配以腎俞穴、太谿穴等，固攝腎關。

- 主穴　大杼穴、大腸俞穴、關元俞穴。
- 輔穴　氣海穴、關元穴、中極穴、胃俞穴、腎俞穴、太谿穴。
- 灸法　雀啄灸。
- 時間　雀啄灸以上穴位，每穴5至10分鐘。

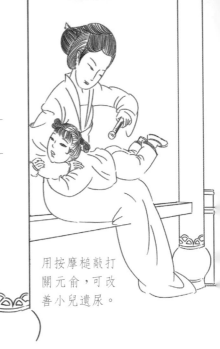

用按摩槌敲打關元俞，可改善小兒遺尿。

TIPS　**特效簡便方**

金櫻子蓮子粥

原料：金櫻子 15 克，蓮子肉 15 克。
製法：將金櫻子、蓮子肉洗淨，浸泡1小時，放入鍋中，加適量清水，熬煮成粥即可。
功效：金櫻子固精縮尿，蓮子肉益腎。

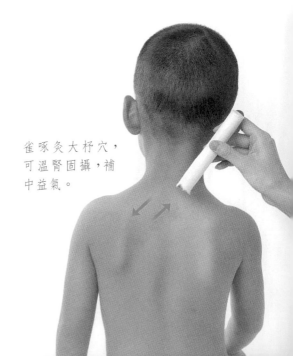

雀啄灸大杼穴，可溫腎固攝，補中益氣。

大杼穴	大腸俞穴	關元俞穴	
			定位
在脊柱區，當第一胸椎棘突下，後正中線旁開 1.5 寸	在脊柱區，第四腰椎棘突下，後正中線旁開 1.5 寸	在脊柱區，第五腰椎棘突下，後正中線旁開 1.5 寸	
			取穴
低頭屈頸，頸背交界處椎骨高突向下推 1 個椎體，下緣旁開 2 橫指處	兩側髂前上棘連線與脊柱交點，旁開量 2 橫指處	兩側髂前上棘連線與脊柱交點，往下推 1 個椎體，旁開量 2 橫指處	
			灸法
雀啄灸，5 至 10 分鐘	雀啄灸，5 至 10 分鐘	雀啄灸，5 至 10 分鐘	
			增效療法
用拇指按揉 1 至 3 分鐘	拇指按壓 20 至 30 次	拇指按壓 20 至 30 次	

小兒哮喘

溫和灸肺俞穴、天突穴、膻中穴等

症狀：小兒哮喘主要是因為支氣管平滑肌痙攣收縮、黏膜水腫，出現胸悶氣喘、呼吸困難，大多病例有感染和過敏。

病因：導致兒童支氣管哮喘多發最主要的原因是呼吸道感染。小兒哮喘在寒冷季節或天氣急劇變化時易發作，如天冷潮濕、著涼淋雨時。灸法治療對抑制哮喘發作具有較好的療效，能夠增強孩子的免疫力，讓孩子健康、有活力。

治則：小兒哮喘多數是受外界過敏源刺激，內有感染炎症，從而導致支氣管發生痙攣。因此可取肺俞穴、天突穴、膻中穴、心俞穴等，舒緩胸肺之氣，以解支氣管痙攣；再取脾俞穴，健脾和胃、化痰除濕；取孔最穴、列缺穴等，瀉肺通氣、止哮平喘。

- **主穴** 肺俞穴、天突穴、膻中穴。
- **輔穴** 心俞穴、脾俞穴、孔最穴、列缺穴。
- **灸法** 溫和灸。
- **時間** 胸背部穴位，每穴灸治5分鐘左右；四肢穴位每穴灸治5至10分鐘。

肺俞穴，乃哮喘病的剋星。迴旋灸 5 分鐘左右即可增強肺活量，調節呼吸。

TIPS　特效簡便方

絲瓜雞湯煲

原料：嫩絲瓜150克，雞肉250克，鹽適量。

製法：絲瓜洗淨去皮切塊，雞肉切塊。將雞肉、絲瓜放入煲內，加適量清水，煲45分鐘，加入鹽即可。

功效：清熱化痰，止咳平喘。

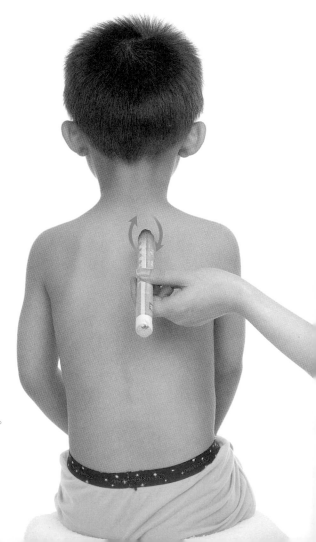

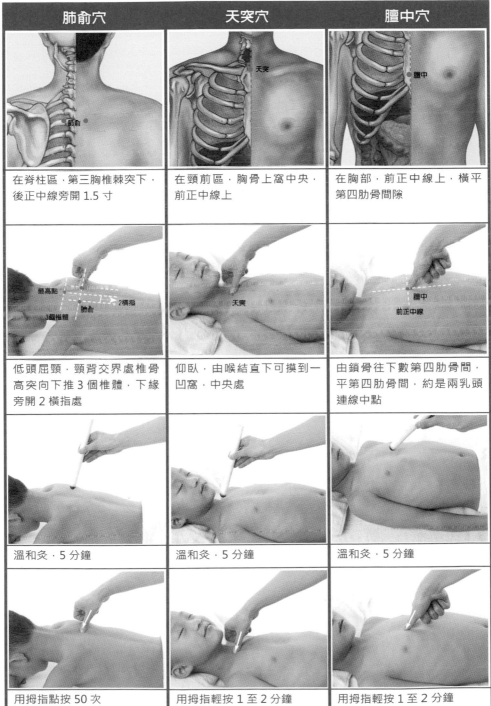

肺俞穴	天突穴	膻中穴	
在脊柱區，第三胸椎棘突下，後正中線旁開 1.5 寸	在頸前區，胸骨上窩中央，前正中線上	在胸部，前正中線上，橫平第四肋骨間隙	定位
低頭屈頸，頸背交界處椎骨高突向下推 3 個椎體，下緣旁開 2 橫指處	仰臥，由喉結直下可摸到一凹窩，中央處	由鎖骨往下數第四肋骨間，平第四肋骨間，約是兩乳頭連線中點	取穴
溫和灸，5 分鐘	溫和灸，5 分鐘	溫和灸，5 分鐘	炙法
用拇指點按 50 次	用拇指輕按 1 至 2 分鐘	用拇指輕按 1 至 2 分鐘	增效療法

小兒驚厥

溫和灸肩井穴、湧泉穴、太衝穴等

症狀：由於驚厥時常表現為肌肉僵直、肢體抽動，故中醫學稱其為抽風。小兒驚厥主要有兩種，一種是大腦發育不全、癲癇等引起的無熱驚厥，另一種則是由腦膜炎、腦炎、中毒性菌痢等，中樞神經系統或全身感染所引起的發熱驚厥。

有驚厥史的孩子可每天溫和灸湧泉穴5分鐘，增強體質，改善孩子睡眠品質，減少驚厥次數。

病因：小兒機體免疫力低，最易為外邪入侵，一旦濕、寒等邪侵襲很容易造成痰火濕濁，引發肝風內動，孩子就會高熱昏厥，抽風不止。除此之外高熱、炎症、驚嚇、毒素等其他因素也是病因。艾灸對於發熱驚厥效果較好，能夠清淨心智，讓孩子精神愉悅。

治則：此時一方面可取肩井穴，安神醒腦、息風止痙，以解大腦神經功能之紊亂；另一方面可取湧泉穴、太衝穴、人中穴、曲池穴、合谷穴等，清熱解痙、平肝潛陽，以除急慢驚厥之病因。

- **主穴** 肩井穴、湧泉穴、太衝穴。
- **輔穴** 人中穴、曲池穴、合谷穴。
- **灸法** 溫和灸。
- **時間** 溫和灸以上穴位5分鐘左右，每天1次，整個療程時間可視病情而定。

TIPS **特效簡便方**

鉤藤菊花水

原料：鉤藤 15 克，山羊角 12 克，菊花 12 克。

製法：三者煮水飲用。

功效：此飲清熱平肝，息風止痙，適用於小兒驚厥。

肩井穴	湧泉穴	太衝穴	
			定位
在肩胛區，第七頸椎棘突與肩峰最外側點連線的中點	在足底，曲足卷趾時足心最凹陷處	第一與第二蹠骨間，蹠骨結合部前方凹陷中	
			取穴
先找到大椎，再找到鎖骨肩峰端，二者連線中點	卷足，足底前 1 / 3 處可見有一凹陷處，按壓有酸痛感處	沿第一、第二趾骨間橫紋向足背推，有一凹陷處陷入即是	
			灸法
溫和灸，5 分鐘	溫和灸，5 分鐘	溫和灸，5 分鐘	
			增效療法
用拇指用力點按 50 次	用手掌心擦 100 至 200 次	用拇指著力推按 30 至 50 次	

小兒厭食

溫和灸身柱穴、脾俞穴、中脘穴等

症狀：小兒厭食，一般是指小兒在一段時期內的食欲不振，甚至拒食，並在排除了感冒、慢性泄瀉、慢性肝炎、肺結核等疾病之後，屬於單純性的「小兒厭食症」。小兒厭食症在臨床上主要表現為食欲不振、腹部脹滿、嘔吐、腹瀉或便祕等不適。

病因：小兒厭食緣於脾胃運化功能失職，飲食生冷，零食過多，從而引起了脾虛，食物不化滯留，脾胃被撐得滿滿的，孩子自然不肯再吃飯。艾灸療法對小兒厭食症有一定效果，脾胃功能得以調整之後，孩子會有饑餓感，並逐漸飲食正常。

治則：中醫認為，小兒厭食發生的主要原因是體內脾胃運化功能失職，因此首先可取身柱穴、脾俞穴，行氣健脾、和胃助運；再配以中脘穴、天樞穴，疏通中焦、調節氣機；足三里穴、三陰交穴，增強食欲、運化水穀。

主穴 身柱穴、脾俞穴、中脘穴。

輔穴 天樞穴、足三里穴、三陰交穴。

灸法 溫和灸。

時間 溫和灸以上穴位15至20分鐘，穴位灸治順序由背及腹，從上到下。

灸療順序要由背及腹，由上到下，多灸腹部，少灸胸部。

TIPS 特效簡便方
蜜餞山楂

原料：鮮山楂 500 克，蜂蜜 250 克。
製法：山楂去蒂、去核，洗淨後入鍋，加清水煮熟，待水收乾時加入蜂蜜，小火煎煮 5 至 10 分鐘，離火晾涼即可。
功效：飯前嚼食 3 至 5 枚，可增進食欲；飯後嚼食 3 至 5 枚可幫助消化。適用於小兒不思飲食或過飽傷食，消化不良。

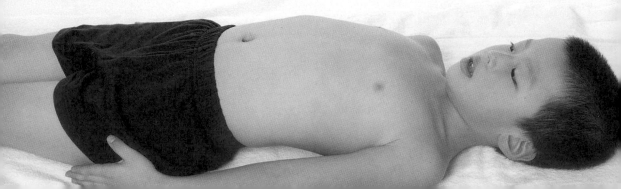

身柱穴	脾俞穴	中脘穴	
			定位
在脊柱區，第三胸椎棘突下凹陷中，後正中線上	在脊柱區，第十一胸椎棘突下，後正中線旁開1.5寸	在上腹部，臍中上4寸，前正中線上	
			取穴
兩側肩胛下角連線與後正中線相交處向上推4個椎體，下緣凹陷處	肚臍水平線與脊柱相交椎體處，往上推3個椎體，下緣旁開約2橫指處	前正中線上，胸劍連合與肚臍連線的中點處	
			炙法
溫和灸，15至20分鐘	溫和灸，15至20分鐘	溫和灸，15至20分鐘	
			增效療法
用拇指揉按3至5分鐘	用拇指按揉30至50次	用拇指揉按30至50次	

小兒便祕

溫和灸大腸俞穴、天樞穴、上巨虛穴等

症狀： 小兒便祕根據其病因可分兩大類，一類屬功能性便祕，通過飲食、藥物調理，都可以痊癒；另一類為先天性腸道畸形導致的便祕，需經外科手術矯治才可澈底治癒。

病因： 引起功能性便祕的原因很多，如食物攝入量不足、飲食結構不合理、胃腸蠕動功能偏弱、排便動力不足等，都會引起小兒便祕。中醫認為，胃腸積熱或熱病之後津液損傷，或身體虛弱、津液匱乏不能滋潤大腸，都會導致大便排出困難。

治則： 小兒便祕病在大腸，或氣滯熱結，或津虛腸燥，故可取大腸俞穴、天樞穴、上巨虛穴、曲池穴、內庭穴等，行氣導滯、清腸排便；取大橫穴、三陰交穴等，健脾益氣、生津潤腸；取支溝穴，通利三焦、推動水氣下行。

- 主穴　大腸俞穴、天樞穴、上巨虛穴。
- 輔穴　曲池穴、內庭穴、大橫穴、三陰交穴、支溝穴。
- 灸法　溫和灸。
- 時間　溫和灸以上穴位10至15分鐘，每天1次，連續1周為1個療程。

每天用大拇指點按身柱穴3分鐘，有助於孩子增強抵抗力。

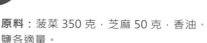

TIPS　特效簡便方

芝麻菠菜

原料： 菠菜350克，芝麻50克，香油、鹽各適量。

製法： 將芝麻小火炒至起香，碾成粉末狀待用；菠菜入水燙至熟後撈出裝盤，待涼後加鹽、香油拌勻，撒上芝麻末即成。

功效： 芝麻富含豐富的亞油酸，對治療便祕效果很好。

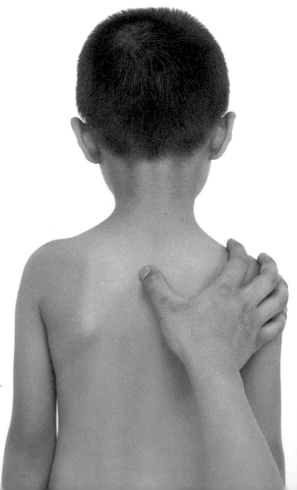

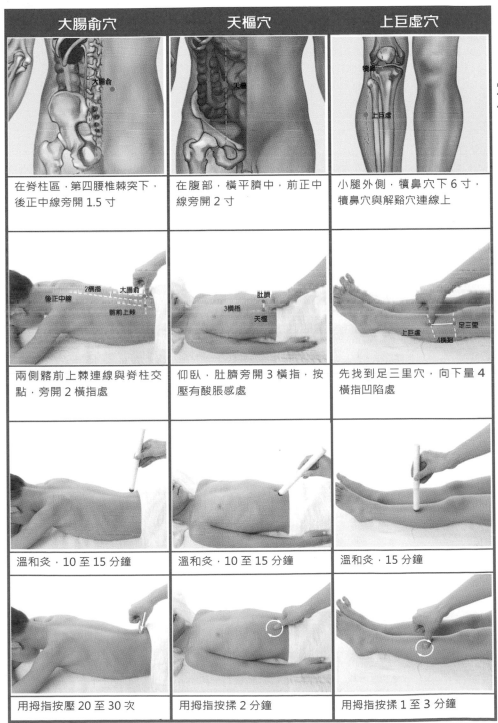

	大腸俞穴	天樞穴	上巨虛穴	
定位	在脊柱區，第四腰椎棘突下，後正中線旁開 1.5 寸	在腹部，橫平臍中，前正中線旁開 2 寸	小腿外側，犢鼻穴下 6 寸，犢鼻穴與解谿穴連線上	定位
取穴	兩側髂前上棘連線與脊柱交點，旁開 2 橫指處	仰臥，肚臍旁開 3 橫指，按壓有酸脹感處	先找到足三里穴，向下量 4 橫指凹陷處	取穴
灸法	溫和灸，10 至 15 分鐘	溫和灸，10 至 15 分鐘	溫和灸，15 分鐘	灸法
增效療法	用拇指按壓 20 至 30 次	用拇指按揉 2 分鐘	用拇指按揉 1 至 3 分鐘	增效療法

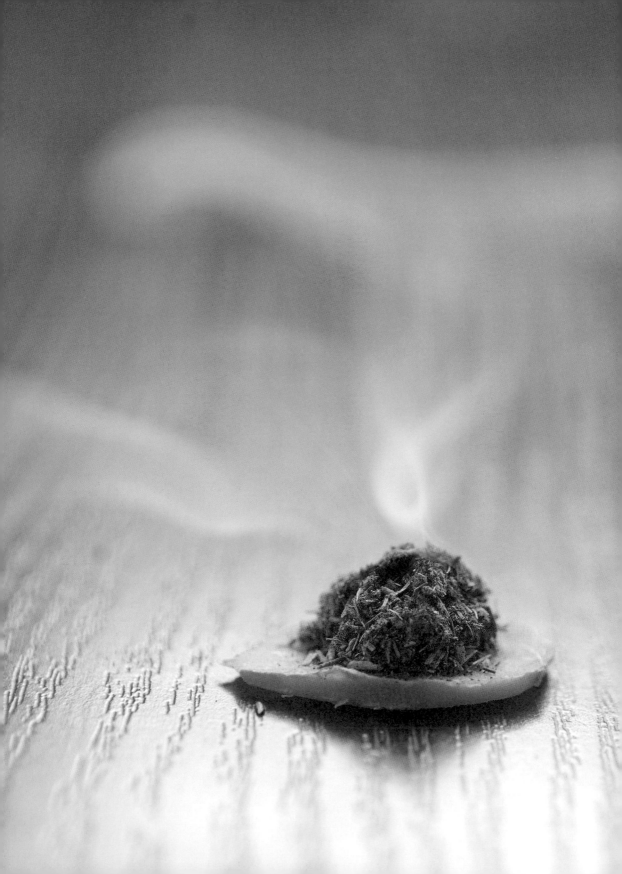

第七章

補腎壯陽氣
灸出男人的力量

艾灸能激發身體的「陽氣之海」

陽氣者，若天與日，失其所則折壽而不彰。

《素問‧生氣通天論》

陽氣是生命活動的動力，男性作為陽剛之體，最需要和依賴腎陽之氣的升騰與滋養。明朝張介賓在《景嶽全書》中說天地萬物生長繁衍，全靠這一輪太陽。

而督脈主一身之陽氣，被稱為「陽脈之海」，所以督脈順暢，陽氣運行於全身，隨後方有生命之運動和代謝、種群的生殖與繁衍。督脈有穴位28個，大部分都分布在後背，如艾灸的常用穴位長強穴、命門穴、腰陽關穴、中樞穴、身柱穴等，根據中醫理論，後背可以多灸、常灸。一般可以採用艾罐灸，將艾罐固定在後背的穴位上，中間插上點燃的艾條，每穴可灸15分鐘左右，即能達到調節陰精氣血、養陽益氣的作用。

督脈與腦相連，主管大腸、小腸、肺、胃、膀胱、腎等臟腑，主治各種泌尿生殖系統、消化系統等病症，尤其是泌尿科每天可用拇指指腹按揉命門穴100次，可治療腰痛、腎臟等病症；用手掌心按揉大椎穴，每天10至20次，以溫熱感為宜，對五勞七傷、盜汗、頸痛有奇效。如遇到食欲不振等脾胃疾病，可用刮痧板由上而下刮拭中樞穴；左手或右手握拳，以食指掌指關節突起部置於腰陽關穴上揉按3至5分鐘，可治療腰膝酸痛、陽痿、早洩等病症。

督脈溫煦則腎陽充足，腎陽充足則精、氣、神三者齊全，經氣則運行順暢，人則強健無病，且活力四射。尤其是男性，屬陽剛之體，其陽氣為生存之本、力量之泉。所以男人平時如果能經常以純陽之艾火，灸補督脈之火，便可振奮體內陽氣，使腎陽不熄、精氣充盈、氣血旺盛、無病少病。

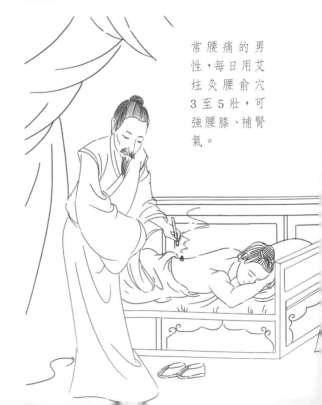

常腰痛的男性，每日用艾炷灸腰俞穴3至5壯，可強腰膝、補腎氣。

督脈穴位

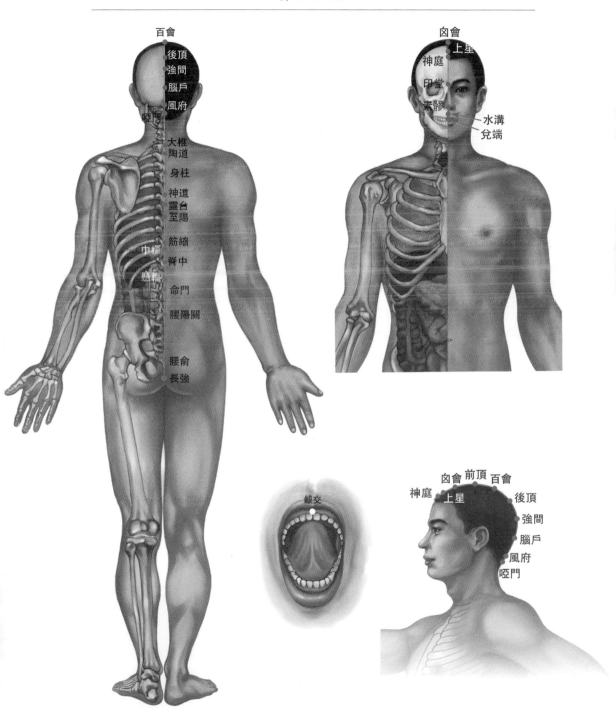

男性必灸的保健穴：命門穴、長強穴

● 命門穴

又名「精宮」，為督脈之穴，位於腰部。命，人之根本；門，出入的門戶。它是生命之火起源和藏匿的地方，與腹部的神闕穴（肚臍）遙遙相對、前後呼應，在中醫學中有著非常特殊的意義。在人體經絡中，督脈主要負責一身之陽，而命門穴又與腎相通，所以體內的腎陽之火便聚集在這命門穴之中。平時人們常說的進補命門則意指益腎壯陽。明朝張景嶽強調「命門為元氣之根」，其重要作用不言而喻。尤其對於男人，命門穴的保健更是必不可少，醫學典籍《難經》稱，命門是全身精氣聚集的房舍，元氣的所在之地，男人至關重要的藏精之所。身患男性病時，可以溫和灸命門穴20至30分鐘，每天1至2次，10天為1個療程，2至3個療程即能見到效果。經常按摩命門穴也能夠補腎納氣、溫腎健腰，持之以恆則可達到補腎、固精、壯腰膝、通經絡的作用。除此之外，艾灸此穴能夠緩解並治療腰痛、腎臟疾病、精力減退、疲勞感、老人斑等。臨床上命門穴配伍腎俞穴，對大部分男性疾病均有效果。

● 長強穴

別稱「尾閭穴」，位於尾骨端和肛門之間。從其所在位置我們即可得知其功效必與肛腸疾病有關，例如痔瘡、肛漏、腹瀉、便祕、血便、脫肛等。從經絡的位置

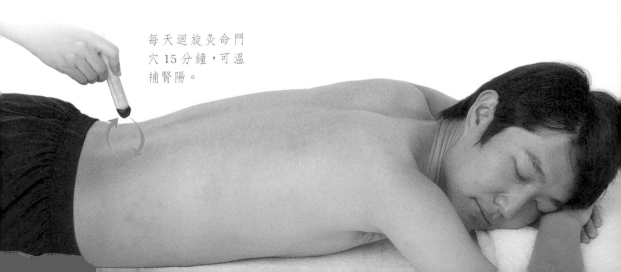

每天迴旋灸命門穴15分鐘，可溫補腎陽。

來看，長強穴既是督脈的末端與絡穴、陽氣之尾，又是督脈與任脈陰血相銜接、轉折的關鍵點，也就是說這裡是陰陽交匯對接之處。所以灸療長強穴，能夠調整陰陽的平衡，促進任督兩脈經氣的流通，經脈流通順暢則前可治會陰之疾，後可療薦骨尾之病。其實，從根源來講二陰部位的各種症狀表面看起來在竅，實則在腎，強健源於腎，病變也是源於腎。長強穴，離前後二陰最近，而二陰為腎之所竅，一開一合，都受到腎氣的控制，尤其腎陰連接於任脈，起於會陰穴；腎陽連接於督脈終於長強穴。由此可見培補腎中陰陽二氣，皆離不開長強穴。日常可採用艾條迴旋灸長強穴，每天1次，每次15分鐘左右。

常用兩手掌來回搓命門，直至腰部暖烘烘的，可以改善腎氣不足、精力衰退症狀，增強腰膝力量；按摩長強穴時，需正坐，上身前俯，一手伸到臀後，用中指或拇指用力揉按，每天早晚各揉按1至3分鐘。不僅能夠緩解遺尿、多尿、夜尿、小便失禁、排尿不完全等泌尿系統病症，而且可以治療陽痿、早洩、遺精、不育、性欲下降、腰酸背痛，生殖功能異常、性激素分泌紊亂、頭暈、目眩、耳鳴、記憶力減退等多種病症。

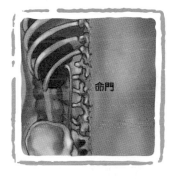

在脊柱區，第二腰椎棘突下凹陷中。

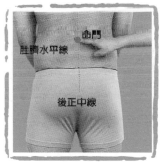

肚臍水平線與後正中線交點，按壓有凹陷處。

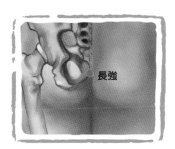

在會陰區，尾骨下方，尾骨端與肛門連線的中點處。

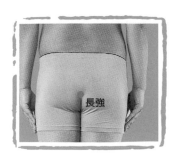

在尾骨端下，尾骨端與肛門連線中點處。

前列腺炎

溫和灸命門穴、腎俞穴、陰陵泉穴等

症狀：前列腺炎占泌尿外科就診率的25％至40％。主要症狀是頻尿、尿急，排尿時疼痛或尿道燒灼感，以及小腹部、會陰部重墜和飽脹感等不適。

病因：引起前列腺炎的原因有很多，如飲酒過度、嗜食辛辣厚味，導致內生濕熱，濕熱邪氣淤滯在器官中；或者久居寒濕之地、涉水著涼、外感寒濕，引起器官病變。但綜合原因以腎虛、濕熱、血淤而致病。艾灸療法可以溫腎化氣，有效化解濕熱下注或腎虛、膀胱氣化不利等。

治則：腎主水，司二便，督脈督一身之陽，水之運行需氣之推動，所以可取命門穴、腎俞穴、陰陵泉穴，改善腎氣；以艾之熱、灸之火，益氣行水、補腎通淋；任脈任一身之陰，水液屬陰，故任脈作為水液總管，有通利水液之責，所以可取任脈中氣海穴、關元穴、中極穴；三陰交穴、

太谿穴，分屬脾、腎二經，有運化水濕、通利水道之功，取兩穴，祛濕逐淤、消腫散結。

主穴 命門穴、腎俞穴、陰陵泉穴。

輔穴 氣海穴、關元穴、中極穴、三陰交穴、太谿穴。

灸法 溫和灸。

時間 溫和灸以上穴位20至30分鐘，每天1至2次，10天為1個療程。中間可休息一兩天，可連續施灸兩三個療程。

TIPS **特效簡便方**
荸薺飲

原料：荸薺150克。
製法：荸薺洗淨去蒂，帶皮切碎搗爛，加溫水調勻，濾渣取汁飲用。每天2次。
功效：清熱利尿，輔助治療前列腺炎和小便澀痛。

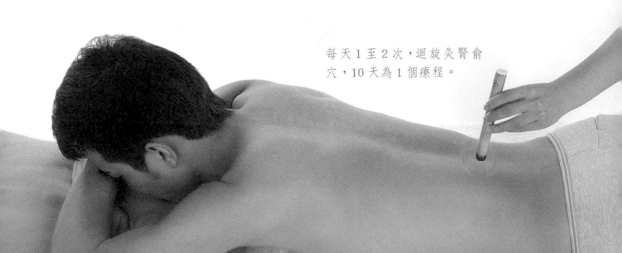

每天1至2次，迴旋灸腎俞穴，10天為1個療程。

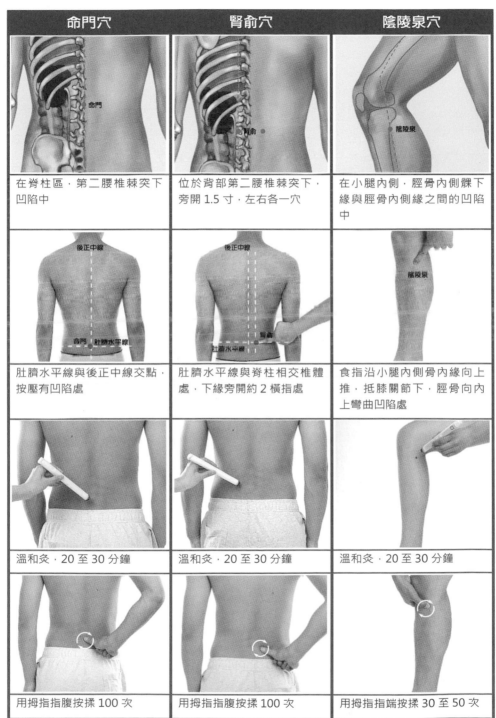

命門穴	腎俞穴	陰陵泉穴	
在脊柱區，第二腰椎棘突下凹陷中	位於背部第二腰椎棘突下，旁開 1.5 寸，左右各一穴	在小腿內側，脛骨內側髁下緣與脛骨內側緣之間的凹陷中	定位
肚臍水平線與後正中線交點，按壓有凹陷處	肚臍水平線與脊柱相交椎體處，下緣旁開約 2 橫指處	食指沿小腿內側骨內緣向上推，抵膝關節下，脛骨向內上彎曲凹陷處	取穴
溫和灸，20 至 30 分鐘	溫和灸，20 至 30 分鐘	溫和灸，20 至 30 分鐘	灸法
用拇指指腹按揉 100 次	用拇指指腹按揉 100 次	用拇指指端按揉 30 至 50 次	增效療法

陽痿

迴旋灸腎俞穴、關元穴、氣海穴等

症狀：陽痿，是指在有性欲狀態下，陰莖不能勃起進行正常性交；或陰莖雖能勃起，但不能維持足夠的時間和硬度。它是身體健康的晴雨錶，因為陰莖缺少了血液的進入和支撐，是根本無法正常勃起的。

病因：在中醫看來，造成陽痿的主要原因一是命門火衰，二是濕熱下注。根治的關鍵是激發和振奮機體元陽之氣，袪除下身濕熱，艾灸主要適用於功能性陽痿，能夠益氣壯陽、強腰固腎，但是對器質性病變導致的陽痿療效欠佳。

治則：若是命門火衰，灸時以任脈督脈經穴為主，配以足少陰腎經、足太陰脾經、足太陽膀胱經諸穴，以關元穴培元固本；腎俞穴、氣海穴、太谿穴補腎健脾。如果是濕熱下注，灸時以任脈、足太陰脾經、足陽明胃經為主，以中極穴清膀胱濕熱，三陰交穴健脾利濕。

主穴	腎俞穴、關元穴、氣海穴。
輔穴	太谿穴、中極穴、三陰交穴。
灸法	迴旋灸。
時間	迴旋灸以上穴位15至20分鐘。

TIPS　特效簡便方
蓮子桂圓飲

原料：蓮子、桂圓各 30 克。
製法：蓮子、桂圓放入鍋中加清水，大火煮沸約 3 分鐘，改小火煨約 30 分鐘即可。
功效：益腎寧神，主治陽痿，屬驚恐傷腎型，伴失眠易驚、心悸者。

選擇中等艾炷，直接置於關元穴，灸 3 至 5 壯，每天堅持，可培元固本。

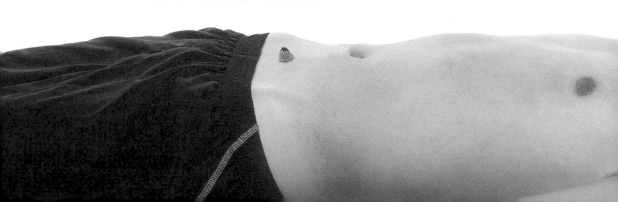

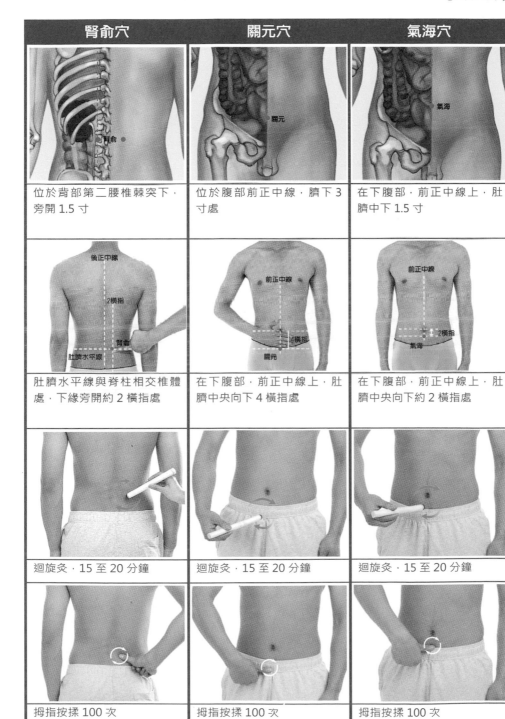

腎俞穴	關元穴	氣海穴	
位於背部第二腰椎棘突下，旁開 1.5 寸	位於腹部前正中線，臍下 3 寸處	在下腹部，前正中線上，肚臍中下 1.5 寸	定位
肚臍水平線與脊柱相交椎體處，下緣旁開約 2 橫指處	在下腹部，前正中線上，肚臍中央向下 4 橫指處	在下腹部，前正中線上，肚臍中央向下約 2 橫指處	取穴
迴旋灸，15 至 20 分鐘	迴旋灸，15 至 20 分鐘	迴旋灸，15 至 20 分鐘	灸法
拇指按揉 100 次	拇指按揉 100 次	拇指按揉 100 次	增效療法

早洩

溫和灸三焦俞穴、足三里穴、陰包穴等

症狀： 早洩是指性交過程中過早射精的現象，導致早洩發生有心理和生理兩部分原因。中醫認爲，該病主要在於腎虧，固攝失職，不能制於精，或陰虛相火妄動，內擾於精室。針對穴位進行艾灸，能夠滋養腎氣，更好地調節生殖系統，袪除男性難言之隱。

病因： 腎主精、主生殖，但臟是藏，腑才瀉，因而生精在腎，泄精在膀胱。若膀胱濕熱下注，腎中精氣運化失常，就會導致早洩。所以滋補腎陽，清理濕熱，固攝精關，才是治病之本。

治則： 故可取三焦俞穴、足三里穴、陰包穴、關元俞穴、大腸俞穴、小腸俞穴等，調經氣，控精關；曲骨穴、中極穴爲任脈之穴，中極穴又是膀胱經募穴，曲骨穴緊靠腎之外竅：前陰，取之可補益腎氣、通調任督。

主穴 三焦俞穴、足三里穴、陰包穴。

輔穴 關元俞穴、大腸俞穴、小腸俞穴、曲骨穴、中極穴。

灸法 溫和灸。

時間 腰腹部各穴每穴灸15分鐘；四肢穴位每穴灸20至30分鐘。

TIPS **特效簡便方**
豆腐皮白果粥

原料： 白果10克，豆腐皮50克，大米100克。

製法： 將白果去殼和芯，豆腐皮切條。將大米、白果放入鍋中，加水熬煮至七成熟時，加入豆腐皮，同煮至熟。

功效： 補腎益肺。適用於早洩、遺尿、小便頻數、肺虛咳喘等症。

端坐，手持艾條雀啄灸陰包穴20至30分鐘，每天堅持，可固攝精關。

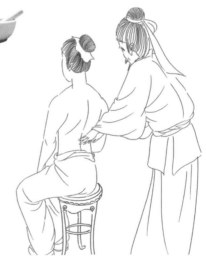

用拇指指腹用力按壓三焦俞，每次停留15秒，並重複數次。

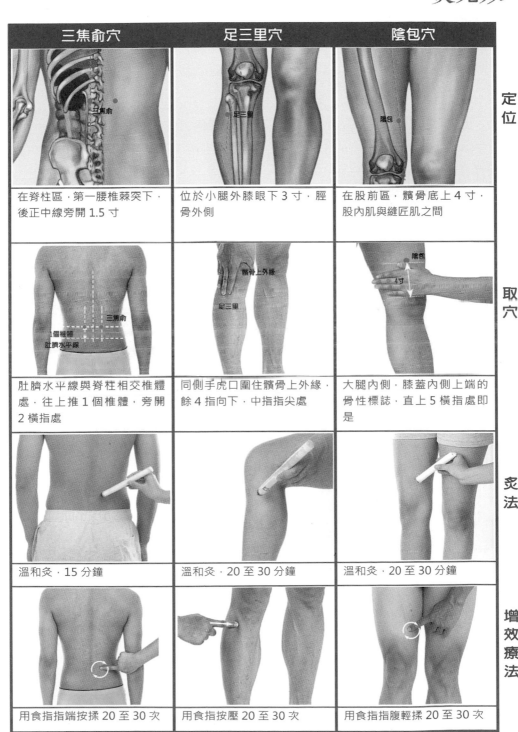

	三焦俞穴	足三里穴	陰包穴
定位	在脊柱區，第一腰椎棘突下，後正中線旁開 1.5 寸	位於小腿外膝眼下 3 寸，脛骨外側	在股前區，髕骨底上 4 寸，股內肌與縫匠肌之間
取穴	肚臍水平線與脊柱相交椎體處，往上推 1 個椎體，旁開 2 橫指處	同側手虎口圍住髕骨上外緣，餘 4 指向下，中指指尖處	大腿內側，膝蓋內側上端的骨性標誌，直上 5 橫指處即是
灸法	溫和灸，15 分鐘	溫和灸，20 至 30 分鐘	溫和灸，20 至 30 分鐘
增效療法	用食指指端按揉 20 至 30 次	用食指按壓 20 至 30 次	用食指指腹輕揉 20 至 30 次

圓形禿

溫和灸風池穴、大椎穴、太谿穴等

症狀：圓形禿，俗稱「鬼剃頭」，是一種突然發生、以局限性毛髮脫落爲特徵的皮膚病。多是由於精神過度緊張，嚴重者頭髮全部脫落，甚至累及眉毛、鬍鬚、腋毛及陰毛等。

病因：中醫學將其歸屬「油風」的範疇，不良的生活習慣如喜食厚味、酗酒等，再加上外邪入侵，體內濕氣黏稠造成肝鬱血淤、氣血兩虛、肝腎不足等原因所爲。艾灸的重點是活血通絡，驅邪、固本生髮。

治則：肺主皮毛，可先取治風之穴：風池穴、大椎穴；發爲血之餘，血則與脾、肝、腎關係最爲密切，所以調內者，可取補益腎水的太谿穴、腎俞穴，生氣化血的足三里穴，清泄肝火的太衝穴，益氣、疏肝、補腎、生髮。也可在各個脫髮部位阿是穴施灸，以改善頭皮組織的血液循環。

主穴	風池穴、大椎穴、太谿穴。
輔穴	腎俞穴、足三里穴、太衝穴。
灸法	溫和灸。
時間	溫和灸以上各穴位15至20分鐘，每天1至2次，1周爲1個療程。

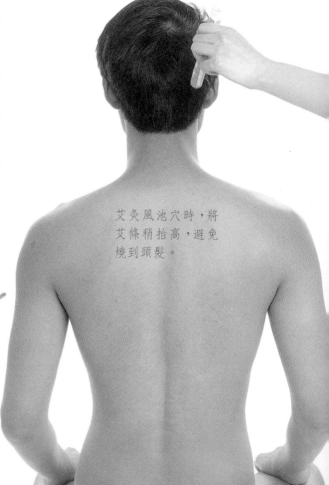

艾灸風池穴時，將艾條稍抬高，避免燒到頭髮。

TIPS **特效簡便方**
黑芝麻炒菠菜

原料：菠菜 50 克，黑芝麻 20 克。
製法：將黑芝麻與菠菜一起炒熟食用，每日 1 次。
功效：補腎益肺，可治脫髮。

風池穴	大椎穴	太谿穴	
			定位
在頸後區，枕骨之下，胸鎖乳突肌上端與斜方肌上端之間的凹陷中	在脊柱區，第七頸椎棘突下凹陷中，後正中線上	在踝區，內踝尖與跟腱之間的凹陷中	
			取穴
正坐，後頭骨下兩條大筋外緣陷窩中，與耳垂齊平處	低頭，頸背交界椎骨高突處椎體，下緣凹陷處	坐位垂足，由足內踝向後推至與跟腱之間凹陷處	
			灸法
溫和灸，15 至 20 分鐘	溫和灸，15 至 20 分鐘	溫和灸，15 至 20 分鐘	
			增效療法
雙手拇指用力拿捏 10 次	用手掌心按揉 10 至 20 次	用拇指指腹著力拿捏 30 至 50 次	

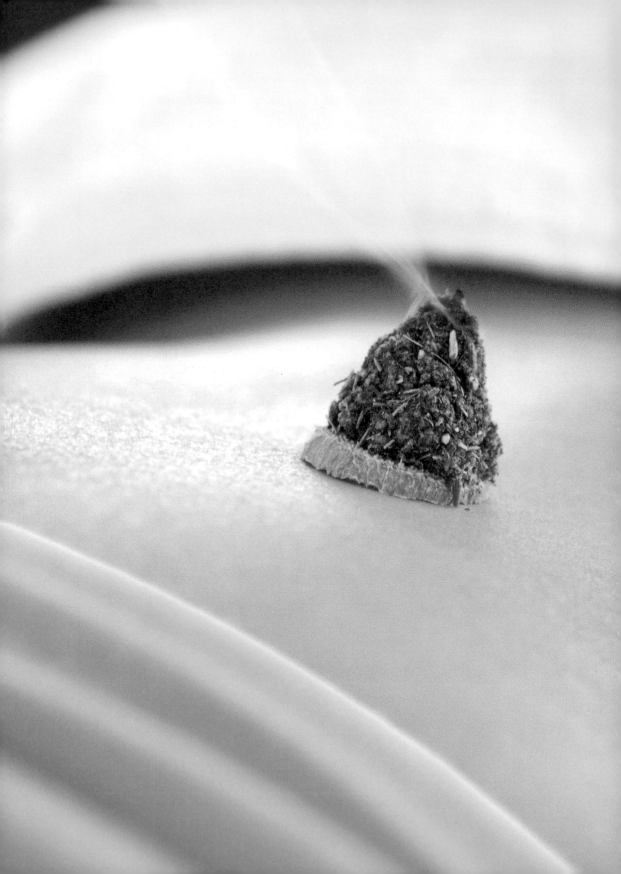

【第八章】

最適合艾灸
祛寒濕的常見病症

感冒

迴旋灸大椎穴、曲池穴、合谷穴等

症狀：感冒俗稱「傷風」，除了會造成頭痛、鼻塞、流涕、發燒、畏寒、咽喉疼痛等不適外，還會造成人體免疫機能下降，甚至誘發心肌炎、腎小球腎炎等疾病。

病因：中醫裡有「風為百病之長，六淫之首」的說法，因而大凡外感疾病，可見到風邪的影子，或者是風邪與其他病邪結伴而來。風寒感冒初期及時施灸，直至身體發熱、微微出汗為好，能令頭痛、鼻塞等症狀很快消失，患者會感覺舒暢不少。

治則：可取主一身之陽，督脈經中的大椎穴施灸；臟腑中肺主皮毛，鼻為肺竅，故風寒感冒者時常有畏寒惡風、鼻塞流涕等症狀，可取曲池穴、合谷穴、肺俞穴、列缺穴等施灸，以宣散肺氣；再取經穴中最擅長於治療風邪的風池穴、風門穴、身柱穴等施灸，疏風解表。

- 主穴 大椎穴、曲池穴、合谷穴。
- 輔穴 肺俞穴、列缺穴、風池穴、風門穴、身柱穴。
- 灸法 迴旋灸。
- 時間 迴旋灸以上穴位，背部每穴10分鐘左右；上肢穴位每穴施灸10至15分鐘，每天1次。

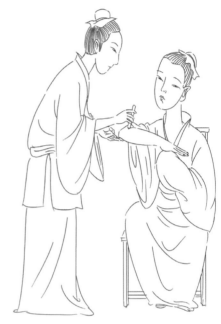

感冒咳嗽時曲池穴可摸到結節，將點燃的艾條迴旋灸於肘關節，再結合按摩，效果顯著。

TIPS

特效簡便方
蔥白飲

原料：蔥白20克‧生薑9克‧紅糖適量。
製法：將蔥白、生薑加水煮15分鐘，加入適量紅糖即可飲用。
功效：此汁可防風散寒，宣肺解表。

大椎穴	曲池穴	合谷穴	
			定位
在脊柱區，第七頸椎棘突下凹陷中，後正中線上	在肘區，尺澤穴與肱骨外上髁連線的中點處	在手背，第二掌骨橈側中點處	
			取穴
低頭，頸背交界椎骨高突處椎體，下緣凹陷處	曲肘，肘橫紋終點與肱骨外上髁之間連線的中點	輕握拳，另一手握拳外，拇指指腹垂直下壓處	
			炙法
迴旋灸，10 分鐘	迴旋灸，10 至 15 分鐘	迴旋灸，10 至 15 分鐘	
			增效療法
用手掌心按揉 10 至 20 次	用拇指按壓 20 至 30 次	用另一手拇指拿捏 20 至 30 次	

咳嗽

迴旋灸孔最穴、列缺穴、膻中穴等

症狀：當受到異味、異物刺激，或呼吸道出現分泌物時，人通過咳嗽將異物排出體外，這是身體進行的清潔維護工作。上呼吸道感染、支氣管炎、肺炎、肺結核等症也能引起咳嗽。

病因：無論是外感還是內傷咳嗽，皆是肺氣上逆、不得肅降所致。肺感寒濕，痰濁之物堆積，肺氣不能下行只能上逆，從而引起咳嗽。肺為儲痰之器，脾為生痰之源，脾感寒濕而生痰。艾灸能溫和地疏通肺氣，祛風寒，除痰濕，一般連續施灸數次，就能趕走咳嗽煩惱。

治則：治咳嗽者，首先當取孔最穴這個與肺關係最為密切的穴位，清肅肺氣；此外列缺穴、膻中穴、天突穴、中府穴等可清淨胸腑，曠達氣機。再取足三里穴、豐隆穴等，健脾和胃，才能斷絕痰濕之源；倘若是腎水不足、津液虧乏引起的乾咳者，還可取然谷穴、太谿穴等，生津補液，以滋腎潤肺。

主穴　孔最穴、列缺穴、膻中穴。

輔穴　天突穴、中府穴、足三里穴、豐隆穴、然谷穴、太谿穴。

灸法　迴旋灸。

時間　迴旋灸以上穴位，胸背部穴位每穴10分鐘左右；四肢穴位每穴15分鐘左右。

TIPS　**特效簡便方**
白菜冰糖水

原料：大白菜、冰糖適量。
製法：將大白菜用清水煮滾，加少量冰糖煮食，吃白菜喝湯。
功效：此湯適合有熱咳、多痰症狀的人。

雀啄灸膻中穴注意溫度，以皮膚泛紅不感灼熱為宜。

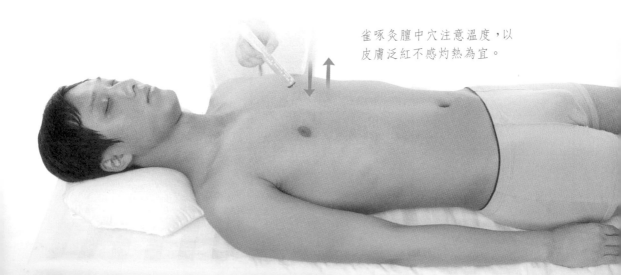

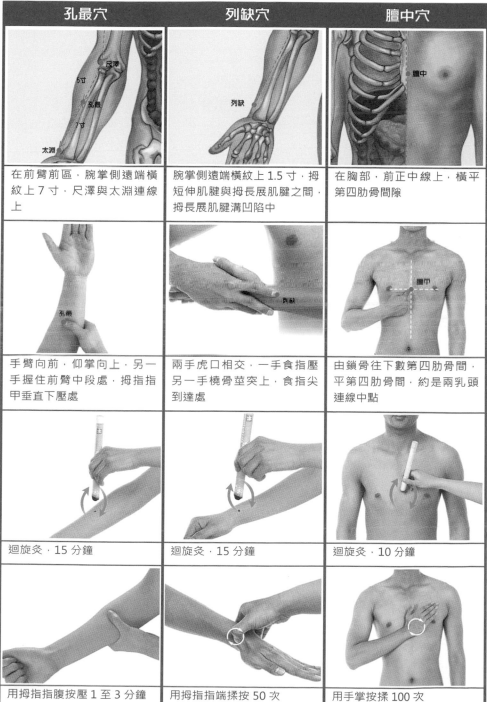

孔最穴	列缺穴	膻中穴	
在前臂前區，腕掌側遠端橫紋上7寸，尺澤與太淵連線上	腕掌側遠端橫紋上1.5寸，拇短伸肌腱與拇長展肌腱之間，拇長展肌腱溝凹陷中	在胸部，前正中線上，橫平第四肋骨間隙	定位
手臂向前，仰掌向上，另一手握住前臂中段處，拇指指甲垂直下壓處	兩手虎口相交，一手食指壓另一手橈骨莖突上，食指尖到達處	由鎖骨往下數第四肋骨間，平第四肋骨間，約是兩乳頭連線中點	取穴
迴旋灸，15分鐘	迴旋灸，15分鐘	迴旋灸，10分鐘	炙法
用拇指指腹按壓1至3分鐘	用拇指指端揉按50次	用手掌按揉100次	增效療法

支氣管炎

溫和灸肺俞穴、中府穴、曲池穴等

症狀：支氣管炎是由病毒和細菌反覆感染，發生於氣管、支氣管黏膜及其周圍組織的一種炎症，以長期咳嗽、咯痰、氣喘、呼吸困難為主要特徵。

病因：急性支氣管炎多為外感而起，慢性支氣管炎多由內傷所致。簡單來講就是痰濕襲擾，而體內正氣較為虛弱，雙方在肺部與氣管部位互相較量，難分勝負，於是表現出來就是支氣管炎的症狀，而且病程較長、反覆感染。

治則：病變發作期，可先取肺俞穴、中府穴、曲池穴、孔最穴、列缺穴、魚際穴、豐隆穴等，宣肺止咳、行氣化痰；病變趨於穩定時，可取膻中穴、氣海穴、關元穴、足三里穴等，健脾益氣、運化痰濕，以增強機體的免疫功能。

主穴：肺俞穴、中府穴、曲池穴。

輔穴：孔最穴、列缺穴、魚際穴、豐隆穴、膻中穴、氣海穴、關元穴、足三里穴。

灸法：溫和灸。

時間：溫和灸以上穴位，每穴20分鐘左右，每天一兩次，7至10天為1個療程。

TIPS　特效簡便方
荷蒿冰糖飲

原料：荷蒿 100 克，冰糖適量。
製法：將荷蒿摘洗乾淨，加水煎煮取汁，加入冰糖，即飲。分 2 次服用。
功效：荷蒿可健脾養胃，化痰利氣，適用於痰熱咳嗽，咯黃稠痰。

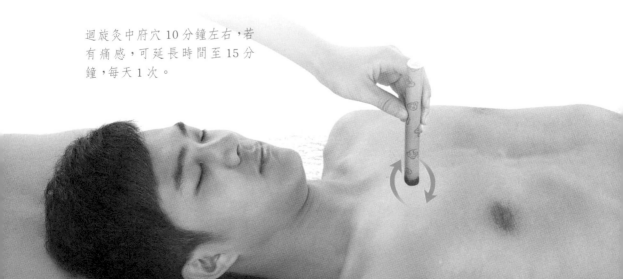

迴旋灸中府穴 10 分鐘左右，若有痛感，可延長時間至 15 分鐘，每天 1 次。

肺俞穴	中府穴	曲池穴	
			定位
在脊柱區，第三胸椎棘突下，後正中線旁開 1.5 寸	在胸部，橫平第一肋骨間隙，鎖骨下窩外側，前正中線旁開 6 寸	在肘區，尺澤穴與肱骨外上髁連線的中點處	
			取穴
低頭屈頸，頸背交界處椎骨高突向下推 3 個椎體，下緣旁開 2 橫指處	正立，鎖骨外側端下方有一凹陷，該處再向下 1 橫指	曲肘，肘橫紋終點與肱骨外上髁之間連線的中點	
			灸法
溫和灸，20 分鐘	溫和灸，20 分鐘	溫和灸 20 分鐘	
			增效療法
用食指點按 50 次	用拇指指腹拿捏 30 至 50 次	用拇指按壓 20 至 30 次	

過敏性鼻炎

雀啄灸印堂穴、迎香穴、手三里穴等

症狀： 過敏性鼻炎有噴嚏、鼻癢、流涕、鼻塞四大症狀。其急性發作時，不光有水樣鼻涕流出，鼻塞、頭痛、耳鳴、流淚等症狀更是讓人無法忍受。

病因： 過敏性鼻炎從外因而言，是由過敏原觸發的鼻黏膜變態反應性炎症，局部水腫；從內因來講就是肺氣虛弱、營衛失調。用艾灸治療能溫經散寒、消淤散結，益氣固表，病症也會隨溫熱的氣息悄然散去。

治則： 急性發作期，可取鼻部周圍的印堂穴、迎香穴等，以艾火之熱行氣活血、利水消腫，抑制鼻腔內的炎症反應。在其緩解期間，可在手三里穴、大椎穴、肺俞穴、關元穴、足三里穴、風池穴等處施行艾灸，益肺健脾、補氣強身，調整和完善機體的免疫功能。

主穴 印堂穴、迎香穴、手三里穴。

輔穴 大椎穴、肺俞穴、關元穴、足三里穴、風池穴。

灸法 雀啄灸。

時間 雀啄灸以上穴位，每穴8至10分鐘，每天1至2次。

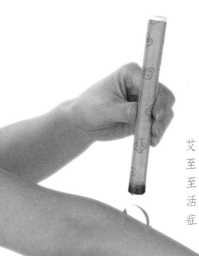

艾條距手三里穴2至4公分，迴旋灸8至10分鐘，可行氣活血，抑制鼻腔內炎症。

印堂穴	迎香穴	手三里穴	
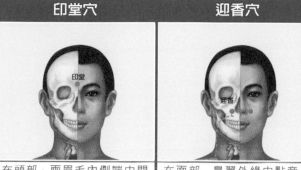		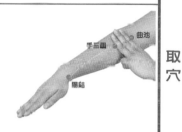	定位
在頭部，兩眉毛內側端中間的凹陷中	在面部，鼻翼外緣中點旁，鼻唇溝中	在前臂，肘橫紋下 2 寸，陽谿與曲池連線上	
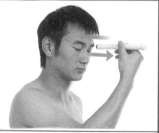	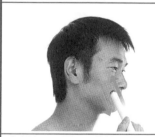	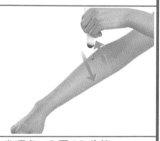	取穴
兩眉頭連線中點處	鼻孔旁邊凹陷處	先找到曲池穴、陽谿穴，兩者連線，曲池穴向下 3 橫指即是	
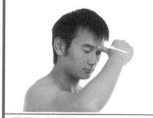	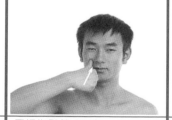	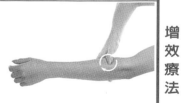	灸法
雀啄灸，8 至 10 分鐘	雀啄灸，8 至 10 分鐘	雀啄灸，8 至 10 分鐘	
			增效療法
用拇指點按 30 次	用拇指點按 50 次	用拇指按揉 1 至 3 分鐘	

腹瀉

隔蒜灸中脘穴、天樞穴、大腸俞穴等

症狀：腹瀉，是指大便的次數增加、質地變稀，甚至瀉下如水。食物中毒或腸道感染、炎症、腫瘤都會引起急性或慢性腹瀉。

病因：中醫認為，腹瀉發生的主要原因，不是外感濕濁之邪，就是體內水濕不化，重點在於一個「濕」。中醫將腹瀉多稱之為「泄瀉」或「下痢」。重點灸中脘穴、大腸俞穴等可以調整胃腸氣機、健脾補腎的穴位，能治療和減輕各種原因引起的腹瀉。

治則：治療腹瀉時，可取中脘穴、天樞穴、大腸俞穴、脾俞穴、足三里穴等，以艾草之熱、溫灸之火，或運化水濕，或暖腹止瀉，或健脾和胃。在腹瀉尤其是慢性腹瀉中，還有一種「五更瀉」，為腎陽不足、命門火衰所致，對此可取關元穴、腎俞穴、命門穴等，補腎陽、旺命門、益火止瀉。

主穴　中脘穴、天樞穴、大腸俞穴。
輔穴　脾俞穴、足三里穴、關元穴、腎俞穴、命門穴。
灸法　艾炷隔蒜灸。
時間　以艾炷加大蒜襯在穴位上方隔物灸，選上述數穴各灸3至5壯。

TIPS 　**特效簡便方**
　　　　 豬肚山藥粥

原料：豬肚、大米、山藥各適量。
製法：豬肚洗淨切片，與大米、山藥煮粥，加鹽、薑調味服食。
功效：豬肚補中益氣，山藥健脾胃。本方專治慢性腹瀉。

取新鮮獨頭蒜，切成 0.1 至 0.3 公分厚的蒜片，用針刺數孔，放於大腸俞穴，上置點燃的艾炷。

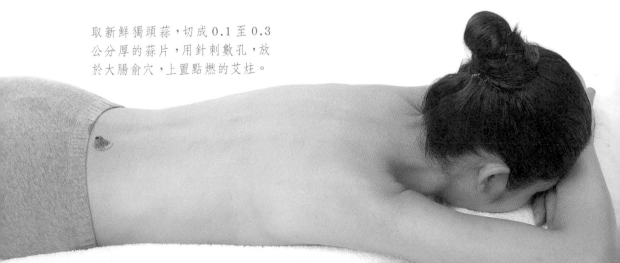

中脘穴	天樞穴	大腸俞穴	
			定位
在上腹部，臍中上 4 寸，前正中線上	在腹部，橫平臍中，前正中線旁開 2 寸	在脊柱，第四腰椎棘突下，後正中線旁開 1.5 寸	
			取穴
前正中線上，胸劍連合與肚臍連線的中點處	肚臍旁開 3 橫指，按壓有酸脹感處	兩側髂前上棘連線與脊柱交點，旁開 2 橫指處	
			灸法
隔蒜灸，3 至 5 壯	隔蒜灸，3 至 5 壯	隔蒜灸，3 至 5 壯	
			增效療法
用食指揉按 30 至 50 次	用食指、中指指腹按揉 2 分鐘	用食指按壓 20 至 30 次	

慢性胃炎

溫和灸脾俞穴、中脘穴、天樞穴等

症狀：慢性胃炎在臨床上主要表現爲胃部脹滿或疼痛，尤其是進食後症狀可加重，空腹時則較爲舒服；並常伴有打嗝、反酸、燒心、噁心、嘔吐、食欲不振、消化不良等不適。

病因：胃屬六腑，與臟相比，腑以通爲順，胃氣主降，倘若飲食寒涼、生冷，胃脘部不注意保暖等，胃氣就會失於通降，食物的輸送傳導功能障礙，就會造成氣機不暢、胃脘呆滯、引發疼痛。艾灸的主要作用是疏肝理氣、活血暖胃、柔急止痛，配合食療，治療效果會事半功倍。

治則：治胃首先不能忘了脾，因爲脾胃這一臟一腑、一陰一陽，互用互動、本是一家，所以此時可配以脾俞穴，行氣健脾、和胃助運；其次以通爲用，可取中脘穴、天樞穴、下脘穴、胃俞穴、足三里穴、梁門穴等，以艾灸最擅長的溫通特性，來促進胃氣的下泄，消除胃黏膜的炎症與水腫。

- **主穴** 脾俞穴、中脘穴、天樞穴。
- **輔穴** 下脘穴、胃俞穴、足三里穴、梁門穴。
- **灸法** 溫和灸。
- **時間** 溫和灸以上穴位，每穴15分鐘左右，每天1至2次。

TIPS 特效簡便方

白糖醃鮮薑

原料：鮮薑 500 克，白糖 250 克。

製法：鮮薑洗淨，切細末，加入白糖醃制，即食。

功效：此方可以祛胃寒，適用於慢性胃炎。

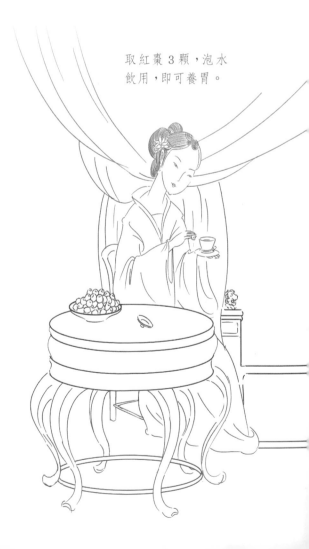

取紅棗 3 顆，泡水飲用，即可養胃。

脾俞穴	中脘穴	天樞穴	
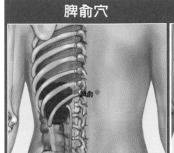	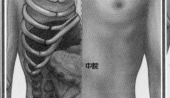	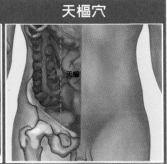	定位
在脊柱區，第十一胸椎棘突下，後正中線旁開 1.5 寸	在上腹部，臍中上 4 寸，前正中線上	在腹部，橫平臍中，前正中線旁開 2 寸	
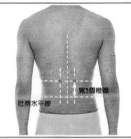	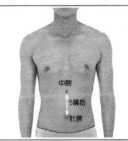	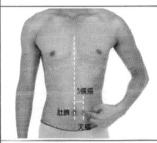	取穴
肚臍水平線與脊柱相交椎體處，往上推 3 個椎體，下緣旁開約 2 橫指處	在上腹部，肚臍中央向上 5 橫指處	在腹部，肚臍旁開 3 橫指，按壓有酸脹感處	
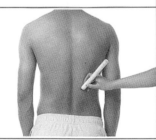	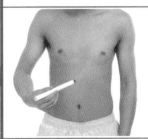	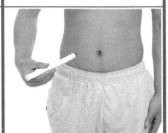	灸法
溫和灸，15 分鐘	溫和灸，15 分鐘	溫和灸，15 分鐘	
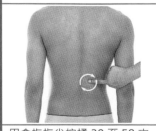	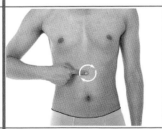	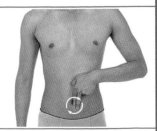	增效療法
用食指指尖按揉 30 至 50 次	用食指指腹揉按 30 至 50 次	用食指、中指併攏按揉 2 分鐘	

消化不良

溫灸器灸中脘穴、上脘穴、胃俞穴等

症狀：消化不良在臨床上的主要表現有上腹部疼痛或飽脹感、食欲不振、打嗝反酸等不適，消化不良發生的主要原因是胃動力障礙和食道逆流病，它可分為功能性和器質性兩類。

病因：機體的消化吸收功能，主要是由脾胃和小腸所承擔的，因而外邪侵擾、痰濕積聚，很容易導致脾氣虛弱、脾陽不振，或火不生土，肝脾不和，也會造成消化不良。所以治療該病，重在溫補或溫通，或行氣助運，或益氣健脾。

治則：一方面可以灸中脘穴、上脘穴等，暖腹溫胃、促進食物的消化與代謝；另一方面可通過灸胃俞穴、脾俞穴、大腸俞穴等，益氣助陽、提振脾胃運化功能；為了強化體內脾胃的消化吸收功能，還可以溫灸太白穴、天樞穴、關元穴，這樣效果會更好。

- 主穴　中脘穴、上脘穴、胃俞穴。
- 輔穴　脾俞穴、大腸俞穴、太白穴、天樞穴、關元穴。
- 灸法　溫灸器灸。
- 時間　溫灸器灸以上穴位，每穴15至20分鐘。

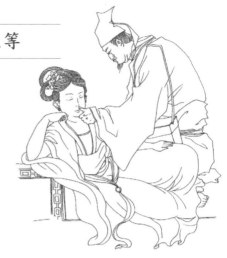

消化不良導致的嘔吐、頭暈等，可掐人中穴、中衝穴等急救。

TIPS　**特效簡便方**
陳皮紅棗茶

原料：陳皮 10 克，紅棗 8 個。
製法：紅棗洗淨、去核；將陳皮、紅棗放入鍋中，同炒至焦，取出。另起鍋，放入陳皮、紅棗，加適量清水煎煮取汁，代茶飲。
功效：此茶適用於食欲不振、消化不良。

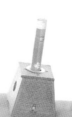

將艾條點燃插進溫灸盒中，置於中脘穴燃燒 20 分鐘。

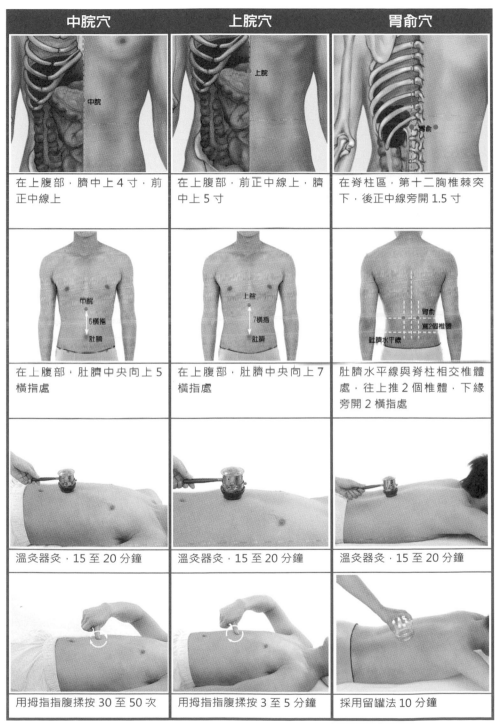

中脘穴	上脘穴	胃俞穴	
在上腹部，臍中上 4 寸，前正中線上	在上腹部，前正中線上，臍中上 5 寸	在脊柱區，第十二胸椎棘突下，後正中線旁開 1.5 寸	定位
在上腹部，肚臍中央向上 5 橫指處	在上腹部，肚臍中央向上 7 橫指處	肚臍水平線與脊柱相交椎體處，往上推 2 個椎體，下緣旁開 2 橫指處	取穴
溫灸器灸，15 至 20 分鐘	溫灸器灸，15 至 20 分鐘	溫灸器灸，15 至 20 分鐘	灸法
用拇指指腹揉按 30 至 50 次	用拇指指腹揉按 3 至 5 分鐘	採用留罐法 10 分鐘	增效療法

乾癬

隔薑灸血海穴、三陰交穴、曲池穴等

症狀：乾癬是一種皮膚功能障礙性疾病，多發於頸部、四肢、腰薦部等身體部位，臨床上以對稱性皮膚粗糙肥厚、劇烈搔癢爲主要表現特徵，時常成片出現呈三角形或多角形的平頂丘疹，形似苔蘚。中醫將其稱之爲「牛皮癬」。

病因：根據中醫理論，乾癬究其病因，主要爲風濕病邪侵襲肌膚、經氣運行不暢所致。艾灸可以解除病因，達到養血、袪風、止癢的效果，只要能克服施灸過程中的劇烈癢感，病症就會得到緩解。

治則：此病大多遷延不愈、反覆發作，乃陰血不足，血虛生風或血不潤膚所致，因而取血海穴、三陰交穴兩穴，滋陰補血潤養肌膚。然後再取曲池穴、風池穴、合谷穴三穴，疏風化濕以除病因；再取神門穴，寧心安神以止其癢；再者由於風邪與濕邪大多侵襲肺與脾，故治療該病，以取肺（大腸）經、脾（胃）經之穴爲多。

每 3 至 5 壯艾炷，換 1 次薑片。

主穴 血海穴、三陰交穴、曲池穴。
輔穴 風池穴、合谷穴、神門穴。
灸法 隔薑灸。
時間 隔薑灸以上穴位10至15壯，10天爲1個療程。

TIPS 特效簡便方
敷馬齒莧

原料：新鮮馬齒莧 500 克。
製法：將馬齒莧洗淨搗爛，然後攤在布上，貼患處，每日 1 換。
功效：清熱解毒，利水去濕，治療牛皮癬。

隔姜灸時，皮下會熱燙、搔癢，不可抓撓，慢慢地搔癢即可減輕或消失。

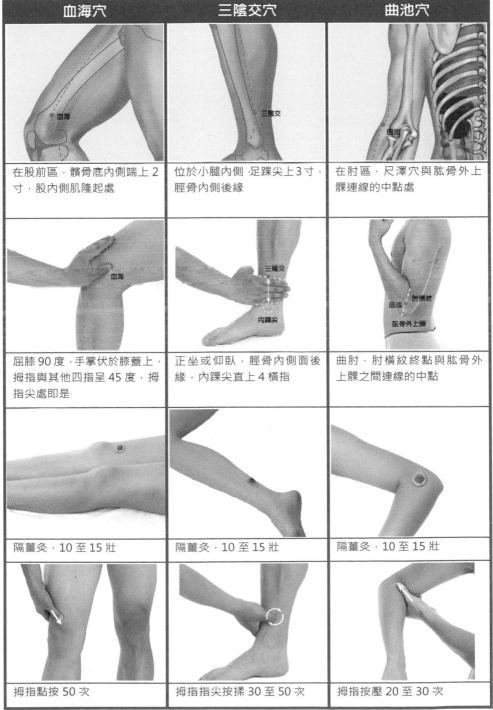

血海穴	三陰交穴	曲池穴	
			定位
在股前區，髕骨底內側端上 2 寸，股內側肌隆起處	位於小腿內側，足踝尖上 3 寸，脛骨內側後緣	在肘區，尺澤穴與肱骨外上髁連線的中點處	
			取穴
屈膝 90 度，手掌伏於膝蓋上，拇指與其他四指呈 45 度，拇指尖處即是	正坐或仰臥，脛骨內側面後緣，內踝尖直上 4 橫指	曲肘，肘橫紋終點與肱骨外上髁之間連線的中點	
			灸法
隔薑灸，10 至 15 壯	隔薑灸，10 至 15 壯	隔薑灸，10 至 15 壯	
			增效療法
拇指點按 50 次	拇指指尖按揉 30 至 50 次	拇指按壓 20 至 30 次	

白斑

溫和灸風池穴、風市穴、血海穴等

症狀：白斑是一種局限性或泛發性皮膚色素脫失病症，該病的特點是易診斷，治療則較爲困難。發病時，主要表現爲皮膚有散在性白斑分布。白斑患者常可伴其他自身免疫性疾病，如糖尿病、甲狀腺疾病、惡性貧血、風濕性關節炎、圓形禿等。

病因：黑色在五行中屬腎，皮膚則爲肺所主，所以皮膚出現黑色素減退，病變是在肺和腎，一是外邪，主要是風邪侵襲肌表，二是內虛，關鍵是腎氣不足肌膚失於滋養。

治則：可取風池穴、風市穴等，疏散風邪，以調整機體的免疫機能，增加血液中淋巴細胞和巨噬細胞數量，促進黑色素細胞抗體的消散。中醫認爲，肌膚色澤由氣血滋養、散布，故治療白斑首先可取血海穴、氣海穴、足三里穴等，溫經通絡、益氣行血，以促進機體的血液循環，增加皮膚的營養供應，從而達到改善皮膚細胞色素代謝的作用。

- **主穴** 風池穴、風市穴、血海穴。
- **輔穴** 氣海穴、足三里穴。
- **灸法** 溫和灸。
- **時間** 溫和灸以上穴位15至20分鐘，每天1次，連灸1周。

TIPS　**特效簡便方**
擦塗無花果葉

原料：無花果葉適量。
製法：將無花果葉洗淨切細，用白酒浸泡7天，擦塗患處，每日3次（酒精過敏者慎用）。
功效：無花果葉去濕熱，緩解白斑。

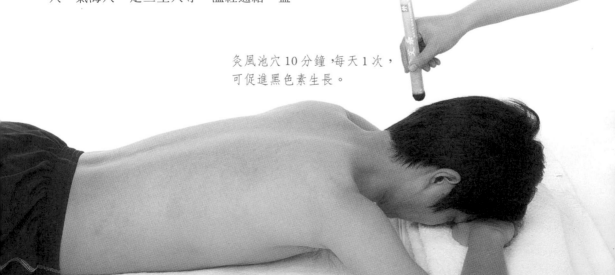

灸風池穴10分鐘，每天1次，可促進黑色素生長。

風池穴	風市穴	血海穴	
			定位
在頸後區，枕骨之下，胸鎖乳突肌上端與斜方肌上端之間的凹陷中	在股部，膕橫紋上7寸，髂脛束後緣	在股前區，髕骨底內側端上2寸，股內側肌隆起處	
			取穴
正坐，後頭骨下兩條大筋外緣陷窩中，與耳垂齊平處	直立垂手，手掌併攏伸直，中指尖處	屈膝90度，手掌伏於膝蓋上，拇指與其他四指呈45度，拇指指尖處	
			炙法
溫和灸，15至20分鐘	溫和灸，15至20分鐘	溫和灸，15至20分鐘	
			增效療法
雙手拇指用力拿捏10次	拇指用力拿捏10次	用拇指指尖按揉1至3分鐘	

蕁麻疹

溫和灸血海穴、合谷穴、曲池穴等

症狀：蕁麻疹俗稱風團、風疹塊。發病時，在患者身體的許多部位會冒出一塊塊形狀大小不一的紅色風團，並伴有搔癢、發燒、腹痛、腹瀉等症狀。

病因：該病是一種過敏性皮膚病，食物、藥物、花粉、塵蟎、動物的毛髮皮屑，以及精神心理、環境因素，體內的感染，都有可能成為蕁麻疹的誘發原因。艾灸可以清熱袪濕，袪風止癢，急性患者艾灸四五次，身體的抵抗力增強，痛癢感會逐漸消失。

治則：風為陽邪，治陽需取陰，因而可取血海穴，滋陰潛陽、息風止癢。該類疾病主要發生於皮膚肌表面，還可取合谷穴、曲池穴，緩解症狀；然後是現代醫學中的抗敏處理，可取風池穴、風市穴等。

主穴 血海穴、合谷穴、曲池穴。

輔穴 風池穴、風市穴。

灸法 溫和灸。

時間 溫和灸以上穴位，頸背部每穴15分鐘左右；四肢穴位每穴15至20分鐘，每天1至2次。

TIPS
特效簡便方
搓揉小白菜

原料：小白菜 500 克。
製法：將小白菜洗淨，每次取 3 至 5 棵在患處搓揉。早晚各 1 次，3 天可愈。
功效：小白菜清熱除煩、活血袪淤、消腫散結，有助於蕁麻疹消退。

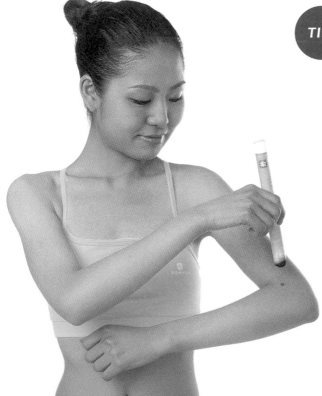

每天溫和灸曲池穴 15 分鐘，不僅可以緩解蕁麻疹，還可以達到美容養顏的功效。

血海穴	合谷穴	曲池穴	
			定位
在股前區，髕骨底內側端上 2 寸，股內側肌隆起處	在手背，第二掌骨橈側中點處	在肘區，尺澤穴與肱骨外上髁連線的中點處	
			取穴
屈膝 90 度，手掌伏於膝蓋上，拇指與其他四指呈 45 度，拇指尖處即是	輕握拳，另一手握拳外，拇指指腹垂直下壓處	曲肘，肘橫紋終點與肱骨外上髁之間連線的中點	
			灸法
溫和灸，10 至 15 分鐘	溫和灸，10 至 15 分鐘	溫和灸，10 至 15 分鐘	
			增效療法
用拇指點按 50 次	用拇指指尖按揉 30 至 50 次	用拇指揉捏 30 至 50 次	

濕疹

雀啄灸肺俞穴、脾俞穴、足三里穴等

症狀：濕疹是由多種因素引起的一種具有多形性皮損和有滲出傾向的皮膚炎症反應。其臨床表現具有對稱性、滲出性、搔癢性、多形性和復發性等特點。患處會出現搔癢、皮膚破損、水泡、糜爛等症狀。

病因：它的發作常常與氣候環境變化、化學物質、過度的精神緊張、生活節奏過快等關係較爲密切。中醫將其稱之爲「濕毒瘡」或「濕氣瘡」，爲外感風（濕）等病邪，或脾虛濕困等所致。艾灸可以有效排出體內毒素，清熱利濕、養血、祛風止癢。

治則：首先可取病變發生部位的阿是穴，溫經活血、疏風通絡，以控制病情的發展和蔓延。濕疹之症，雖病發於皮膚，其根還在脾肺，所以還可取肺俞穴、脾俞穴等，調理主管肌膚的各自內臟機能。隨後，配以足太陰脾經、足陽明胃經的足三里穴、血海穴等，健脾化濕、益氣養血、滋潤肌膚。

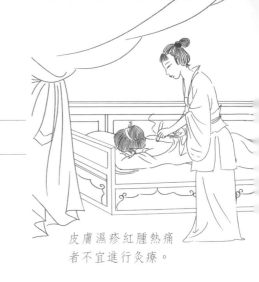

皮膚濕疹紅腫熱痛者不宜進行灸療。

主穴 肺俞穴、脾俞穴、足三里穴。
輔穴 血海穴。
灸法 雀啄灸。
時間 雀啄灸以上穴位，每穴10至15分鐘，每天1至2次，其中阿是穴治療時間可長些。

TIPS
特效簡便方
綠豆海帶薏仁湯

原料：綠豆50克，薏仁30克，海帶20克，紅糖適量。
製法：將綠豆、薏仁浸泡3小時；海帶切條狀。把綠豆、薏仁、海帶放入鍋中，加適量清水，燉煮至熟，加紅糖調味即可。
功效：薏仁健脾祛濕，與綠豆、海帶搭配可清熱解毒、止癢。

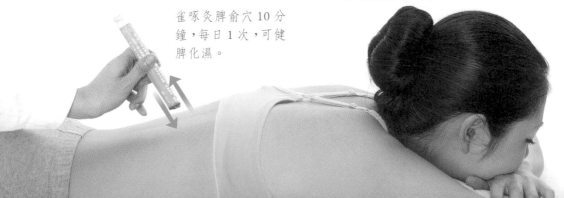

雀啄灸脾俞穴10分鐘，每日1次，可健脾化濕。

肺俞穴	脾俞穴	足三里穴	
			定位
在脊柱區，第三胸椎棘突下，後正中線旁開 1.5 寸	在脊柱區，第十一胸椎棘突下，後正中線旁開 1.5 寸	位於小腿外，膝眼下 3 寸，脛骨外側	
			取穴
低頭屈頸，頸背交界處椎骨高突向下推 3 個椎體，下緣旁開 2 橫指處	肚臍水平線與脊柱相交椎體處，往上推 3 個椎體，下緣旁開約 2 橫指處	同側手虎口圍住髕骨上外緣，餘四指向下，中指指尖處	
			灸法
雀啄灸，10 至 15 分鐘	雀啄灸，10 至 15 分鐘	雀啄灸，10 至 15 分鐘	
			增效療法
用食指點按 50 次	用食指指尖按揉 30 至 50 次	用食指按壓 20 至 30 次	

風濕性關節炎

隔薑灸肩髎穴、曲池穴、陽陵泉穴等

症狀：風濕性關節炎臨床上主要表現為關節和肌肉遊走性酸楚、疼痛，可出現急性發熱，受累關節多為膝、踝、肩、肘、腕等關節，病變局部呈現紅腫、灼熱、劇痛。若風濕活動影響心臟，則可發生心肌炎、心臟瓣膜病變等。

病因：風濕性關節炎多為風寒濕邪乘虛而入、氣血經絡不通、關節痹阻而成，所以患者日常生活中不可涉水淋雨、感受風寒，不宜久居陽光不足之地。隔薑灸能行氣活血、疏風散寒，一般灸療四五次之後，疼痛會趨於消失，關節紅腫也會得以改善。

治則：可根據病變部位的不同，選擇各個關節附近的穴位，如肩髎穴、曲池穴、陽陵泉穴、外關穴、膝眼穴、崑崙穴等，疏風散寒、通理關節；選擇合谷穴、足三里穴等，行氣活血、利濕止痛。

- **主穴** 肩 穴、曲池穴、**陽陵泉穴**。
- **輔穴** 外關穴、膝眼穴、崑崙穴、合谷穴、足三里穴。
- **灸法** 隔薑灸。
- **時間** 隔薑灸以上穴位，每穴3至5壯，每天1次，直至疾病緩解。

TIPS **特效簡便方**
桂枝伸筋水

原料：桂枝 10 克、桑枝 12 克、伸筋草 15 克、老鸛草 15 克（藥店皆有售）。
製法：將這四味藥一起煮水飲用。
功效：此方法可祛風除濕，舒筋活絡，適用於風濕性關節炎。

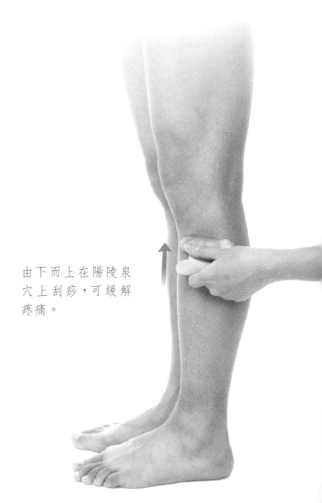

由下而上在陽陵泉穴上刮痧，可緩解疼痛。

肩髎穴	曲池穴	陽陵泉穴	
			定位
在三角肌區，肩峰角與肱骨大結節兩骨間凹陷中	在肘區，尺澤穴與肱骨外上髁連線的中點處	在小腿外側，腓骨頭前下方凹陷中	
			取穴
外展上臂，肩膀後下方凹陷處	曲肘，肘橫紋終點與肱骨處上髁之間連線的中點	膝關節外下方，腓骨小頭前下方凹陷處	
			灸法
隔薑灸，3 至 5 壯	隔薑灸，3 至 5 壯	隔薑灸，3 至 5 壯	
			增效療法
用手掌按揉 3 至 5 分鐘	用拇指按壓 20 至 30 次	用拇指拿捏 20 次左右	

慢性腎炎

迴旋灸脾俞穴、腎俞穴、三焦俞穴等

症狀：慢性腎炎在臨床上表現多樣、輕重不一。起病時一般都較為隱祕，病程可長達數年或數十年。發病初期大多數只有少量蛋白尿，或顯微鏡下的血尿和尿管型等症狀，但隨著疾病的逐漸發展可出現水腫、貧血、高血壓等，甚至於慢性腎功能減退，直至腎功能衰竭。

病因：因工作或者生活不注意，比如飲食過涼、勞累等原因致病邪侵襲，寒濕淤積體內損傷陽氣，陽氣漸虛，脾腎調節水液功能就會慢慢失調，導致水腫反覆發作，脾腎臟器受損。灸療能緩解患者水腫、尿異常等症狀，對於症狀輕微者效果較好。

治則：中醫認為，該病主要是由於脾腎虛損，陽氣不足，導致體內水液精微的散佈及氣化功能發生障礙，因此取脾、腎兩大腧穴，健脾溫腎；輔以三焦俞穴、水道穴等，逐水消腫。再配以足三里穴、三陰交穴兩穴，以助氣化；再取氣海穴，益氣通陽。

主穴	脾俞穴、腎俞穴、三焦俞穴。
輔穴	水道穴、足三里穴、三陰交穴、氣海穴。
灸法	迴旋灸。
時間	迴旋灸以上穴位，每穴灸10至20分鐘，每天1至2次，10次為1個療程。

TIPS 特效簡便方
桑白皮飲

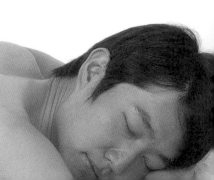

原料：桑白皮 30 克。
製法：先把桑白皮的一層表皮輕輕刮去，洗淨，切成短節。砂壺中加水煮沸，放入桑白皮，煮 5 分鐘，關火稍燜即可，代茶飲。
功效：桑白皮可行水消腫，對慢性腎炎有療效。

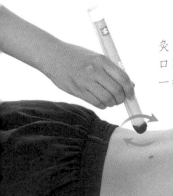

灸腎俞穴 15 至 20 分鐘後，出現口乾舌燥屬正常現象，可提前喝一杯水。

脾俞穴	腎俞穴	三焦俞穴	
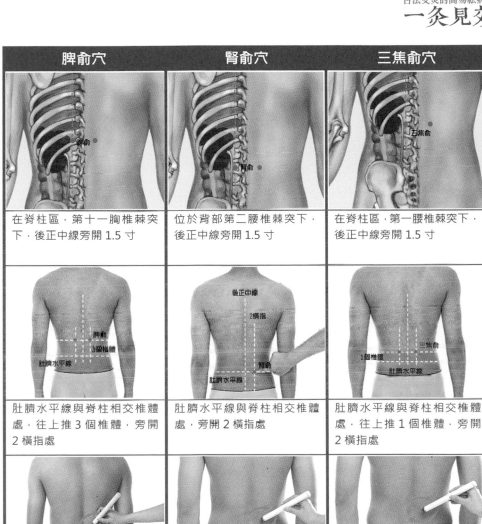			定位
在脊柱區，第十一胸椎棘突下，後正中線旁開 1.5 寸	位於背部第二腰椎棘突下，後正中線旁開 1.5 寸	在脊柱區，第一腰椎棘突下，後正中線旁開 1.5 寸	
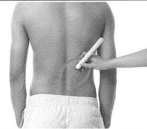	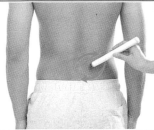	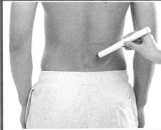	取穴
肚臍水平線與脊柱相交椎體處，往上推 3 個椎體，旁開 2 橫指處	肚臍水平線與脊柱相交椎體處，旁開 2 橫指處	肚臍水平線與脊柱相交椎體處，往上推 1 個椎體，旁開 2 橫指處	
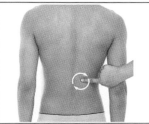	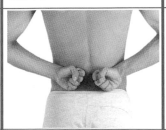	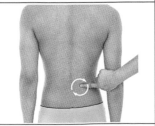	灸法
迴旋灸，10 至 20 分鐘	迴旋灸，10 至 20 分鐘	迴旋灸，10 至 20 分鐘	
			增效療法
用食指指腹按揉 30 至 50 次	雙手握空拳，輕輕敲擊 100 次左右	用食指指端按揉 20 至 30 次	

頸椎症候群

和灸風池穴、天宗穴、肩井穴等

症狀： 頸椎症候群是頸椎間盤退化性改變、頸椎骨質增生引起的，在臨床上既有頸背疼痛、上肢無力、肌肉萎縮、手指麻木等神經受壓的類型，又有眩暈、耳鳴、視物模糊等椎動脈供血不足的類型；以及胸悶心慌、噁心嘔吐、吞咽模糊等交感神經紊亂的類型。

病因： 該病發生的原因大多是感受風、寒、濕諸邪，濕寒入體淤積，導致氣滯血淤、經脈痹阻。體內則氣血不足、筋骨虛弱，無力自行袪濕。艾灸治療對緩解本症有較好的療效，可溫經散寒，舒筋活絡，效果顯著。

治則： 首先取頸椎兩側和有壓痛點的阿是穴施灸，疏經通絡、活血止痛；其次，行走於人體頸肩部的經絡，主要是督脈和手三陽經，按照「循經取穴」的原理，可再取風池穴、天宗穴、肩井穴、大椎穴、風府穴等；神經根型頸椎症候群常累及上肢，出現手指麻木等症狀，還可加曲池穴、合谷穴。

主穴 風池穴、天宗穴、肩井穴。

輔穴 大椎穴、風府穴、曲池穴、合谷穴。

灸法 溫和灸。

時間 溫和灸以上穴位，每穴10至15分鐘，每天1次，10天為1個療程，中間可休息兩三天。

TIPS **特效簡便方**
核桃荷蒂飲

原料： 核桃仁 50 克，鮮荷蒂 8 個。
製法： 核桃仁、鮮荷蒂均搗碎，放入鍋中，加適量清水，煎煮食之。
功效： 此飲可補肝腎，溫經通絡，適用於頸椎症候群。

每天灸風池穴 1 次，每次 10 至 15 分鐘，堅持 10 天即可感受到效果。

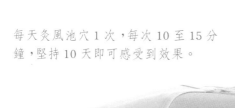
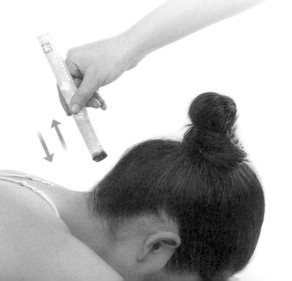

風池穴	天宗穴	肩井穴	
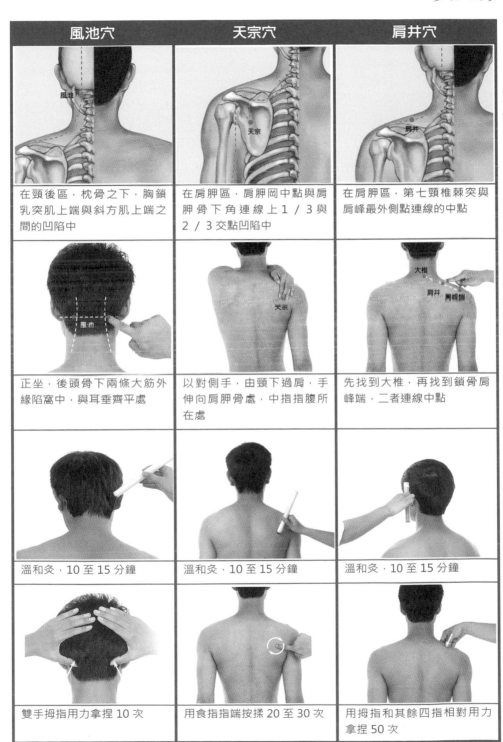			定位
在頸後區，枕骨之下，胸鎖乳突肌上端與斜方肌上端之間的凹陷中	在肩胛區，肩胛岡中點與肩胛骨下角連線上 1 / 3 與 2 / 3 交點凹陷中	在肩胛區，第七頸椎棘突與肩峰最外側點連線的中點	
			取穴
正坐，後頭骨下兩條大筋外緣陷窩中，與耳垂齊平處	以對側手，由頸下過肩，手伸向肩胛骨處，中指指腹所在處	先找到大椎，再找到鎖骨肩峰端，二者連線中點	
			炙法
溫和灸，10 至 15 分鐘	溫和灸，10 至 15 分鐘	溫和灸，10 至 15 分鐘	
			增效療法
雙手拇指用力拿捏 10 次	用食指指端按揉 20 至 30 次	用拇指和其餘四指相對用力拿捏 50 次	

落枕

溫和灸大椎穴、陽陵泉穴、肩井穴等

症狀：落枕是一種常見病，多發生於青壯年，春多季。一般的情況下就是入睡前並無任何症狀，睡醒後感到頸背部明顯酸痛，脖子活動受限。

病因：誘發落枕的因素很多，頸部關節、韌帶、肌肉不注意保暖，受到了寒冷的刺激，引起局部肌肉痙攣性收縮；或者是睡覺姿勢欠妥、枕頭使用不當，導致頸部一側肌肉韌帶受到過度牽拉。艾灸治療對緩解本症有較好的療效，可溫經散寒，舒筋活絡，效果顯著。

治則：頸部後側運行的經絡主要為足太陽膀胱經，兩側運行的經絡主要為足少陽膽經。落枕不論是何種原因，大多為陽氣或陽經損傷。因而溫灸時，可取大椎穴、陽陵泉穴、肩井穴、崑崙穴、跗陽穴、申脈穴、懸鍾穴等以疏風散寒、行氣活血、通經止痛。

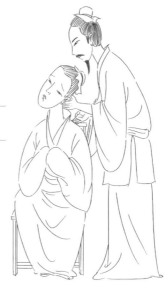

用拇指自上而下在頸部做推法數次，以理順筋肉。

主穴 大椎穴、陽陵泉穴、肩井穴。

輔穴 崑崙穴、跗陽穴、申脈穴、懸鍾穴。

灸法 溫和灸。

時間 溫和灸以上穴位，每穴10至15分鐘，每天1至2次。

TIPS

特效簡便方
當歸丹參飲

原料：當歸10克、丹參12克、葛根15克、羌活6克、防風9克（藥店皆有售）。

製法：將原料一起放入鍋中，煎煮飲之。

功效：此飲補血活血、驅寒散風，適用於落枕。

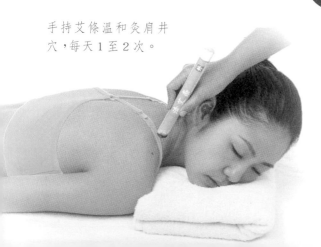

手持艾條溫和灸肩井穴，每天1至2次。

大椎穴	陽陵泉穴	肩井穴	
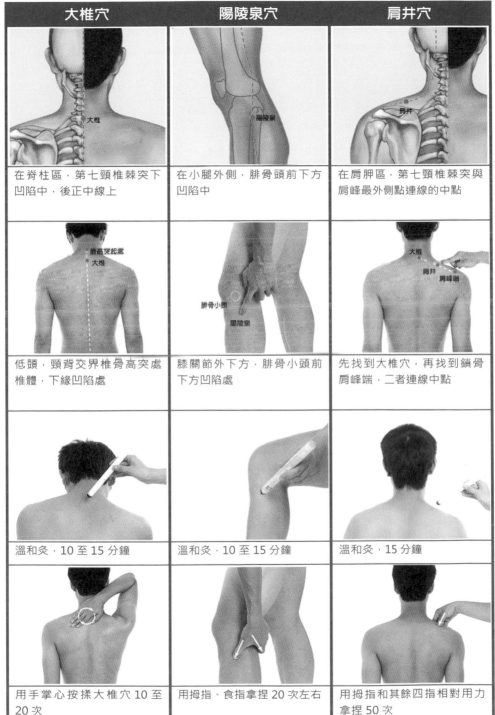			定位
在脊柱區，第七頸椎棘突下凹陷中，後正中線上	在小腿外側，腓骨頭前下方凹陷中	在肩胛區，第七頸椎棘突與肩峰最外側點連線的中點	
			取穴
低頭，頸背交界椎骨高突處椎體，下緣凹陷處	膝關節外下方，腓骨小頭前下方凹陷處	先找到大椎穴，再找到鎖骨肩峰端，二者連線中點	
			炙法
溫和灸，10 至 15 分鐘	溫和灸，10 至 15 分鐘	溫和灸，15 分鐘	
			增效療法
用手掌心按揉大椎穴 10 至 20 次	用拇指、食指拿捏 20 次左右	用拇指和其餘四指相對用力拿捏 50 次	

五十肩

隔姜灸肩井穴、肩中俞穴、曲池穴等

症狀：五十肩全稱爲「肩關節周圍組織炎」，臨床表現爲肩部疼痛，整個上臂活動明顯受限，嚴重者無法自行洗臉、梳頭、穿衣、上舉。

病因：五十肩是由肩部感受風寒所致，故又名「漏肩風」。該病屬於「痺證」，受風、寒、濕三氣夾雜侵襲所爲，導致局部氣血痺阻，引發疼痛。隔姜灸能溫經散寒、通絡止痛，一般施灸數次後可有效緩解疼痛。

治則：因病變多局限於肩周部位，造成關節黏連，活動僵硬，故首先可取肩周的阿是穴，疏風、散寒、化濕，通其經絡、止其疼痛；肩周部位多爲陽經分布，病邪之中以寒濕爲重，兼有淤血阻滯，故可取手三陽經在肩部的諸多穴位施灸，溫陽散寒、行氣活血、袪除病邪。如肩井穴、肩中俞穴、曲池穴、肩外俞穴、肩貞穴、肩髃穴、肩髎穴等。

主穴 肩井穴、肩中俞穴、曲池穴。

輔穴 肩外俞穴、肩貞穴、肩髃穴、肩髎穴。

灸法 隔薑灸。

時間 隔薑灸以上穴位，每次灸3至5壯，每天1次，10次爲1個療程。

TIPS

特效簡便方
桑枝地龍飲

原料：桑枝 10 克‧羌活 6 克‧絡石藤 12 克‧地龍 10 克‧石楠藤 15 克（中藥店皆有售）。
製法：將原料一起放入鍋中‧煎煮飲之。
功效：此飲適用於五十肩。

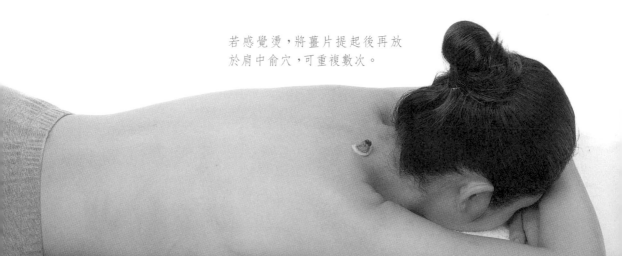

若感覺燙，將薑片提起後再放於肩中俞穴，可重複數次。

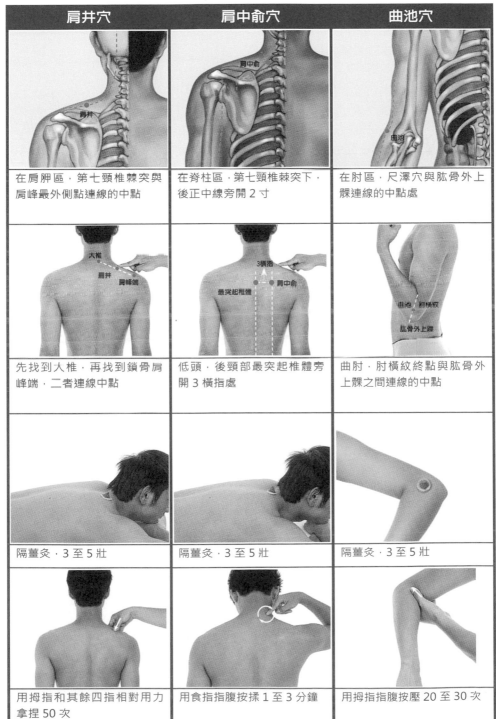

肩井穴	肩中俞穴	曲池穴	
在肩胛區，第七頸椎棘突與肩峰最外側點連線的中點	在脊柱區，第七頸椎棘突下，後正中線旁開 2 寸	在肘區，尺澤穴與肱骨外上髁連線的中點處	定位
先找到大椎，再找到鎖骨肩峰端，二者連線中點	低頭，後頸部最突起椎體旁開 3 橫指處	曲肘，肘橫紋終點與肱骨外上髁之間連線的中點	取穴
隔薑灸，3 至 5 壯	隔薑灸，3 至 5 壯	隔薑灸，3 至 5 壯	炙法
用拇指和其餘四指相對用力拿捏 50 次	用食指指腹按揉 1 至 3 分鐘	用拇指指腹按壓 20 至 30 次	增效療法

腰肌勞損

溫和灸命門穴、腰陽關穴、腎俞穴等

症狀： 腰肌勞損是腰部肌肉、筋膜、韌帶等軟組織的慢性損傷，慢性腰痛大多都屬於這種軟組織勞損。腰肌勞損的主要表現有腰部或腰薦部反覆性疼痛，休息後疼痛會有所減輕。急性發作時，腰部可出現肌肉痙攣，局部有明顯的壓痛點、脊椎側彎、活動受限等異常，部分患者尚有下肢牽拉性疼痛。

病因： 腰肌勞損主要是工作和運動姿勢不當，疲勞過度，或外感風寒濕邪，影響局部氣血運行，血行不暢促使和加速腰薦肌肉、筋膜和韌帶緊張痙攣變性，從而引起慢性腰痛。艾灸療法的效果較好，通經活絡之餘，能明顯緩解腰腿疼痛，心情也會變輕鬆。

治則： 腰部軟組織勞損的發病部位，大多屬督脈和足太陽經的循行路線，因此治療該病除了可取疼痛處的阿是穴，行氣活血、舒筋活絡之外，尚可取督脈的命門穴、腰陽關穴；足太陽經的腎俞穴、志室穴、氣海俞穴、次髎穴、申脈穴等，疏風散寒、溫經通絡、益腎止痛。

主穴 命門穴、腰陽關穴、腎俞穴。

輔穴 志室穴、氣海俞穴、次髎穴、申脈穴。

灸法 溫和灸。

時間 溫和灸以上穴位，每次灸10至15分鐘，每天1次。

TIPS　特效簡便方

椒茴煮豬尾

原料： 胡椒12克，八角10克，豬尾1條，鹽適量。

製法： 豬尾去毛洗淨，切段，放入砂鍋中，加清水、胡椒、八角一起用小火煮約1小時，加鹽調味即可。

功效： 補腰力，益骨髓，適用於腰肌勞損。

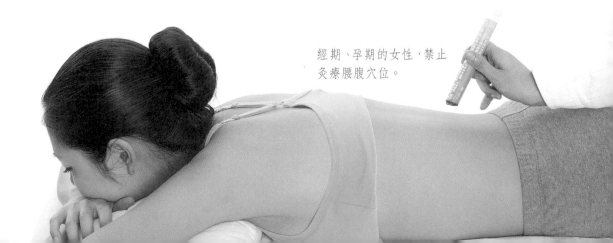

經期、孕期的女性，禁止灸療腰腹穴位。

命門穴	腰陽關穴	腎俞穴	
			定位
在脊柱區，第二腰椎棘突下凹陷中	在脊柱區，第四腰椎棘突下凹陷中，後正中線上	位於背部第二腰椎棘突下，旁開 1.5 寸，左右各一穴	
			取穴
肚臍水平線與後正中線交點，按壓有凹陷處	兩側髂前上棘連線與脊柱交點處，可觸及一凹陷處	肚臍水平線與脊柱相交椎體處，下緣旁開約 2 橫指處	
			炙法
溫和灸，10 至 15 分鐘	溫和灸，10 至 15 分鐘	溫和灸，10 至 15 分鐘	
			增效療法
用拇指按揉 100 次	用拇指按揉 100 次	雙手握空拳，輕輕敲擊 100 次	

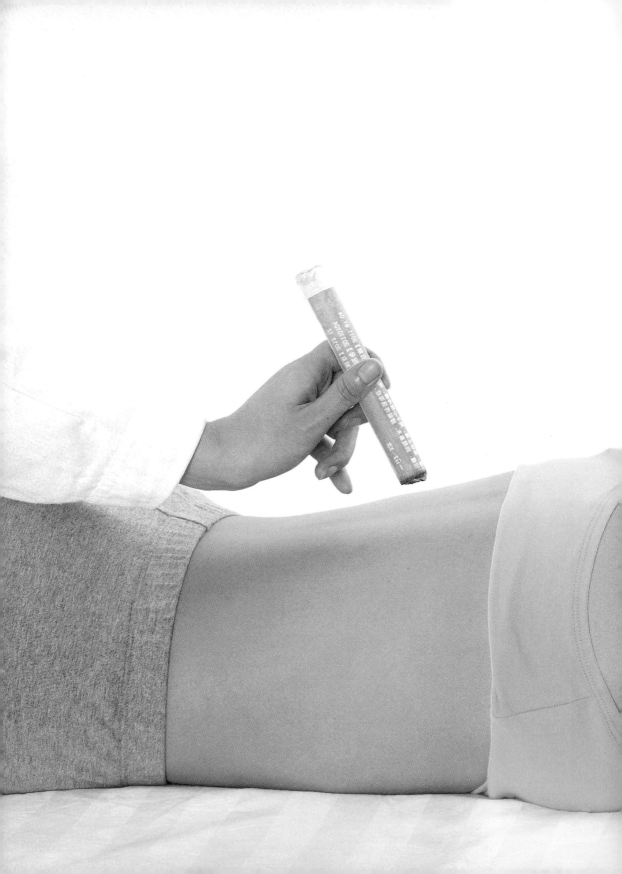

【第九章】

日常保健艾灸

失眠

溫和灸湧泉穴、膈俞穴、肝俞穴等

症狀：失眠的臨床表現爲起始睡眠困難，躺在床上1至2小時後，仍無法入睡；睡眠較淺，一晚上夢境連綿不斷；可以入睡但很早就醒，且醒後就無法再睡；時睡時醒、睡眠不沉、間斷性失眠。中醫將失眠稱之爲「不寐」。

病因：思慮勞倦、氣血不足、心神失養，驚恐、心火獨熾、心腎不交；情志不暢、肝陽擾動；飲食不節、脾胃不和，都可導致夜寐不安。通過艾灸可以補充氣血、養心安神、舒筋活絡，改善多夢易醒的狀況，同時讓人精神煥發。

治則：首先，人之所寐需陰陽相交、水火既濟，方可安穩入睡，故可灸足部下端湧泉穴，補腎水上交於心火，以溝通陰陽之氣；人之神明，皆爲心所主，依賴血的濡養，故治失眠者首先應取膈俞穴、肝俞穴、腎俞穴、神門穴等，滋陰補血、養心安神；再者，俗話說人有三寶「精、氣、神」，其中神需氣所養，氣乃精所化，因此，安神一定要補氣，尤其是氣之根本：元氣，是人的精神意識的最大支撐，而補元氣者最好的方法就是灸關元穴並輔以頭之巔頂百會穴。

> **主穴**　湧泉穴、膈俞穴、肝俞穴。
> **輔穴**　腎俞穴、神門穴、關元穴、百會穴。

> **灸法**　溫和灸。
> **時間**　溫和灸以上穴位，每次灸10至15分鐘，每天1次。

TIPS　**特效簡便方**
胡蘿蔔小米粥

原料：胡蘿蔔 100 克，小米 150 克。
製法：胡蘿蔔切成 1 公分見方的胡蘿蔔丁與小米一同放入鍋內，加清水大火煮沸，轉小火煮至胡蘿蔔綿軟，小米開花即可。
功效：小米是色氨酸含量較高的食物，具有催眠作用。

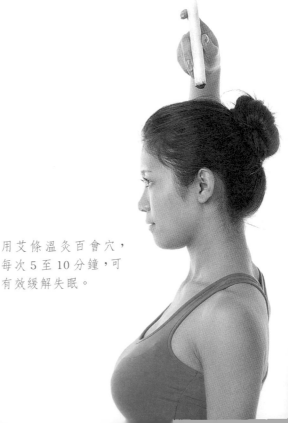

用艾條溫灸百會穴，每次 5 至 10 分鐘，可有效緩解失眠。

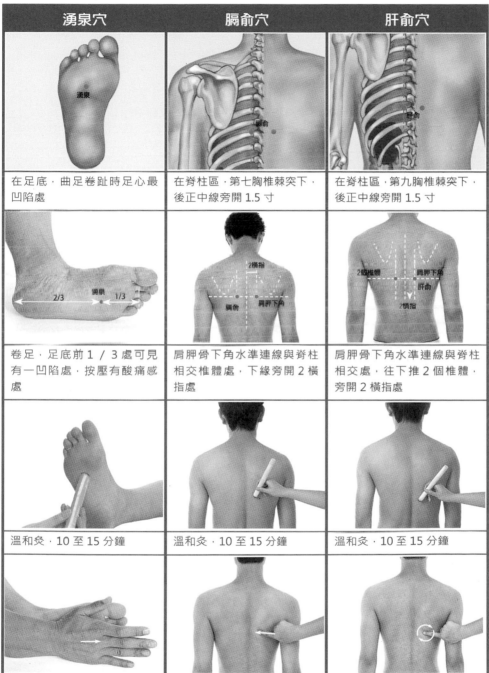

湧泉穴	膈俞穴	肝俞穴	
			定位
在足底，曲足卷趾時足心最凹陷處	在脊柱區，第七胸椎棘突下，後正中線旁開 1.5 寸	在脊柱區，第九胸椎棘突下，後正中線旁開 1.5 寸	
			取穴
卷足，足底前 1／3 處可見有一凹陷處，按壓有酸痛感處	肩胛骨下角水準連線與脊柱相交椎體處，下緣旁開 2 橫指處	肩胛骨下角水準連線與脊柱相交處，往下推 2 個椎體，旁開 2 橫指處	
			灸法
溫和灸，10 至 15 分鐘	溫和灸，10 至 15 分鐘	溫和灸，10 至 15 分鐘	
			增效療法
用手掌心擦湧泉穴 100 至 200 次	用食指點按膈俞穴 50 次	用食指按揉 100 次	

緩解壓力

溫和灸百會穴、印堂穴、太衝穴等

症狀：巨大的心理和生理壓力常常會令人出現心脾兩虛、肝腎陰虛、肝氣鬱結、氣鬱化火等異常，導致精神渙散、疲乏無力。

病因：中醫認為，頭為「諸陽之會」，只有清陽升騰於上，濁陰降落於下，方能維持人體尤其是頭腦的清曠與靈靜。一旦清陽不升、濁陰不降，或肝陽上亢、心火妄動，或氣血不足、肝腎陰虛，腦失所養，都會嚴重影響人體的健康。

治則：清陽不足、腦失所養者，可灸百會穴、印堂穴兩穴，升督脈之陽；輔乙太衝穴，可清肝火消怒氣。心脾兩虧、陰血虛弱者，可灸血海穴、三陰交穴兩穴，補肝腎之精；肝氣鬱結、氣鬱化火者，可灸內關穴，行氣散火。

- **主穴** 百會穴、印堂穴、太衝穴。
- **輔穴** 血海穴、三陰交穴、內關穴。
- **灸法** 溫和灸。
- **時間** 溫和灸百會穴8至10分鐘；灸印堂穴5分鐘左右。溫和灸其他穴位10分鐘左右，每週2次，持續治療1個月。

低頭，迴旋灸或溫和灸百會穴、四神聰穴5分鐘左右，可神清氣爽。

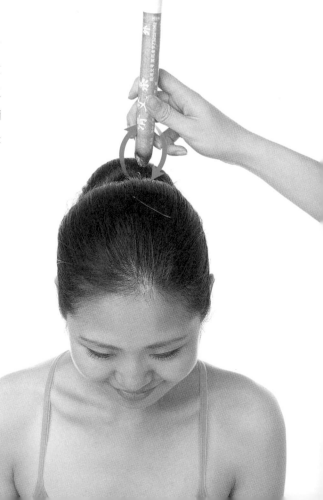

百會穴	印堂穴	太衝穴	
在頭部，前髮際正中直上5寸	在頭部，兩眉毛內側端中間的凹陷中	第一與第二蹠骨間，蹠骨結合部前方凹陷中	定位
兩耳尖與頭正中線相交處，按壓有凹陷處	兩眉頭連線中點處。	沿第一、第二趾骨間橫紋向足背推，有一凹陷處	取穴
溫和灸，8至10分鐘	溫和灸，5分鐘	溫和灸，10分鐘	灸法
用拇指指腹按揉100次	用拇指上下交替推30次	用拇指著力拿捏30至50次	增效療法

解除疲勞

溫和灸百會穴、四神聰穴、中脘穴等

症狀： 疲勞表現在很多方面，比如大腦疲勞、神疲乏力、失眠健忘、注意力難以集中、頭暈腦重、四肢疲勞等。過度、較長時期、原因不明的疲勞，在經過一段休息之後仍無法消除時，應考慮體內是否有某些異常或疾病。

病因： 造成人體疲勞的原因很多，如經常熬夜、過度運動、心理情緒上的煩惱和不安，嚴重的精神壓力等。持續艾灸可以調整經氣、解除疲勞，增強免疫功能，讓人充滿活力。

治則： 若是瞌睡不斷的大腦疲勞，可取百會穴、四神聰穴等，益氣升陽、補養大腦。若是頭暈身重的軀幹疲勞，可取中脘穴、肝俞穴、腎俞穴等任督兩脈經穴，滋陰壯陽、強精固本；以肌肉酸痛為主的四肢疲勞，可取足三里穴、三陰交穴等陽明、太陰經穴，健脾益氣、增加營養。

- 主穴　百會穴、四神聰穴、中脘穴。
- 輔穴　肝俞穴、腎俞穴、足三里穴、三陰交穴。
- 灸法　溫和灸。
- 時間　溫和灸百會穴、四神聰穴8至10分鐘；溫和灸其他穴位10至15分鐘。

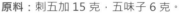

TIPS　**特效簡便方**
刺五加五味茶

原料： 刺五加 15 克，五味子 6 克。
製法： 將刺五加、五味子同置在茶杯內，沖入沸水，加蓋悶 15 分鐘即可，當茶飲，隨沖隨飲，每日 1 劑。
功效： 適用於腰膝酸軟、神疲乏力、失眠健忘、注意力難以集中等。

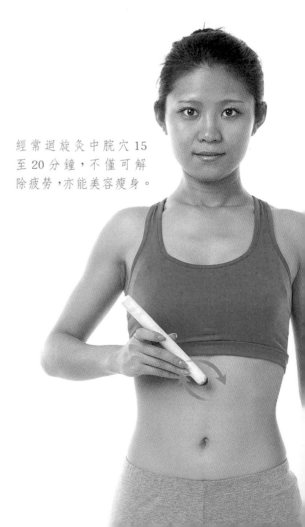

經常迴旋灸中脘穴 15 至 20 分鐘，不僅可解除疲勞，亦能美容瘦身。

百會穴	四神聰穴	中脘穴	
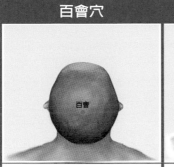	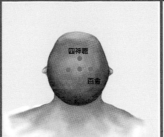	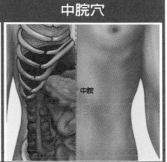	定位
在頭部，前髮際正中直上 5 寸	在頭部，百會穴前、後、左、右各旁開 1 寸，共 4 穴	在上腹部，臍中上 4 寸，前正中線上	
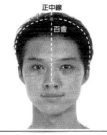	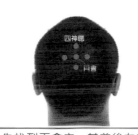	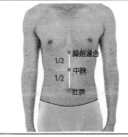	取穴
兩耳尖與頭正中線相交處，按壓有凹陷處	先找到百會穴，其前後左右各量 1 橫指處即是	前正中線上，胸劍連合與肚臍連線的中點處	
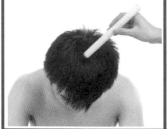	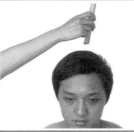	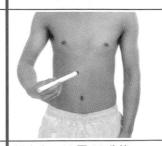	灸法
溫和灸，8 至 10 分鐘	溫和灸，8 至 10 分鐘	溫和灸，10 至 15 分鐘	
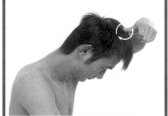	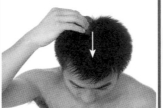	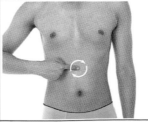	增效療法
用拇指指腹按揉 100 次，力度要輕	用刮痧板由上而下刮	用食指指腹揉按 30 至 50 次	

足跟疼痛

隔薑灸太谿穴、照海穴、申脈穴等

症狀：中醫認為，足跟為足少陰腎經的起始部位，因此，足跟疼痛是機體腎氣不足的重要表現之一。艾灸可以祛除寒邪、調理氣血、溫補真元，是治癒跟痛症的最佳方法。

病因：引起足跟痛的原因，主要是感受風濕陰寒之邪，導致體內陽氣不足、經絡不通、氣行不暢。除此之外長久站立、年老體虛之外，足跟脂肪墊炎、跟腱周圍炎、跟骨骨刺，都有可能引發足跟疼痛。

治則：治療足跟疼痛的關鍵，在於祛寒除濕、疏經通絡、調補腎氣三者並舉。故取足少陰腎經之俞穴、腎之原穴太谿穴，八脈交會穴照海穴，滋補腎氣、扶正達邪；由於腎與膀胱相表裡，所以可再取八脈交會穴申脈穴、足太陽膀胱經之經穴崑崙穴，輔以足少陰腎經之井穴湧泉穴以及僕參穴，疏通人體陽氣、行氣活血、祛寒除濕。

主穴 太谿穴、照海穴、申脈穴。
輔穴 崑崙穴、湧泉穴、僕參穴。
灸法 隔薑灸。
時間 隔薑灸以上穴位，每穴灸3至5壯，每天1次或早晚各灸1次，1周為1個療程，可連續灸1至3個療程。

TIPS **特效簡便方**
七味方

原料：木瓜 10 克‧獨活 9 克‧補骨脂 12 克‧威靈仙 15 克‧雞血藤 16 克‧乳香 6 克‧沒藥 6 克（中藥店皆有售）。
製法：將原料一起放入鍋中，煎煮飲之。
功效：此飲祛風勝寒，治療風濕痹痛。

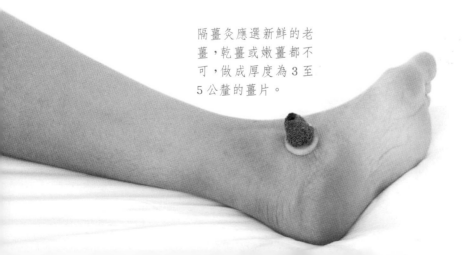

隔薑灸應選新鮮的老薑，乾薑或嫩薑都不可，做成厚度為 3 至 5 公釐的薑片。

太谿穴	照海穴	申脈穴	
			定位
在踝區，內踝尖與跟腱之間的凹陷中	在踝區，內踝尖下1寸，內踝下緣邊際凹陷中	在踝區，外踝下緣與跟骨之間凹陷中	
			取穴
坐位垂足，由足內踝向後推至與跟腱之間凹陷處	坐位垂足，由內踝尖垂直向下推，至下緣凹陷處	正坐垂足著地，外踝垂直向下可觸及一凹陷	
			灸法
隔薑灸，3至5壯	隔薑灸，3至5壯	隔薑灸，3至5壯	
			增效療法
用拇指指腹著力拿捏30至50次	用拇指指腹揉按1至3分鐘	用食指指腹按揉1至3分鐘	

美白祛斑

迴旋灸大椎穴、三陰交穴、曲池穴等

症狀： 皮膚暗沉無光、斑點等都會影響美觀，斑點是一種主要發生於面部的色素沉著性皮膚病，主要表現爲淺褐色的小斑點，針尖至米粒大小，常發生於前額、鼻樑和臉頰等處。黑色素沉積過多則影響膚色，導致暗沉無光。

病因： 一般來說，有斑必有淤，祛斑必化淤。生活、飲食不注意導致寒濕入侵，則引起淤血內停。氣血無法循環流通到皮膚顏面，不能供給營養，更無法帶走皮膚中代謝的垃圾和有害物質。於是那些無法正常代謝出去的東西沉積形成了斑點或者影響了膚色。

治則： 美白祛斑可先取大椎穴，促進皮膚的血液和淋巴循環；輔以三陰交穴，增強皮膚代謝功能，加強對黑色素的分解與排泄，再取曲池穴增強體內的解毒排泄功能。除此之外可取太衝穴、陽陵泉穴、足三里穴、湧泉穴、金門穴、神闕穴等，以柔肝健脾、行氣活血、祛除色斑，或培補腎元、溫化淤血、清除淤滯。

> **主穴** 大椎穴、三陰交穴、曲池穴。
>
> **輔穴** 太衝穴、陽陵泉穴、足三里穴、湧泉穴、金門穴、神闕穴。
>
> **灸法** 迴旋灸。
>
> **時間** 迴旋灸以上穴位，每天1次，每次各穴15至20分鐘。

TIPS

特效簡便方

香杏美白茶

原料： 鮮牛奶500毫升，杏仁粉、白糖各適量。

製法： 鮮牛奶倒入鍋中，再加入白糖、杏仁粉，用小火慢慢煮開即可。

功效： 此茶有健脾、利尿及美白潤膚的作用。

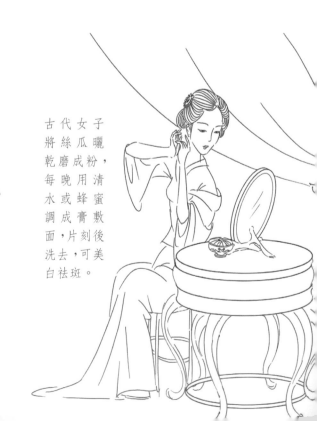

古代女子將絲瓜曬乾磨成粉，每晚用清水或蜂蜜調成膏敷面，片刻後洗去，可美白祛斑。

大椎穴	三陰交穴	曲池穴	
			定位
在脊柱區，第七頸椎棘突下凹陷中，後正中線上	位於小腿內側，足踝尖上3寸，脛骨內側後緣	在肘區，尺澤穴與肱骨外上髁連線的中點處	
			取穴
低頭，頸背交界椎骨高突處椎體，下緣凹陷處	脛骨內側面後緣，內踝尖直上4橫指	曲肘，肘橫紋終點與肱骨外上髁之間連線的中點	
			灸法
迴旋灸，15 至 20 分鐘	迴旋灸，15 至 20 分鐘	迴旋灸，15 至 20 分鐘	
			增效療法
用手掌心按揉10 至 20 次	用拇指用力按揉1分鐘	用拇指按壓20 至 30 次	

減肥瘦身

隔姜灸三焦俞穴、陽池穴、地機穴等

症狀：肥胖就是體內的脂肪積聚過多，進食的熱量多於人體消耗的熱量，並且以脂肪的形式儲存在體內，且超過標準體重。一般肥胖者不僅體重超標，身體沉重、行動緩慢，稍運動就會滿頭大汗、氣喘如牛。

病因：肥胖多因過食甘肥厚膩，貪圖安逸或情緒不暢，導致脾胃運化失常，從而使水濕痰濁內停，流溢肌膚，蓄積於皮裡膜外，形成肥胖。艾灸能養腎健脾、促進體內循環、化痰祛濕，讓體內「收支」平衡，進而達到美體減肥的效果。

治則：中醫認為，形體肥胖是痰濕阻滯，可先取三焦俞穴、陽池穴兩穴，疏利三焦、行氣利水；輔以地機穴調節胰島素分泌，降低血糖；再配以天樞穴、豐隆穴、三陰交穴等，健脾和胃、化濕祛痰；命門穴乃生命之門，內藏腎陽之氣；大腸俞穴聯繫胃腸兩腑，主管人體排泄；以上諸穴合用，可通陽補腎、行氣活血，消除痰濕、清痢下泄，從而達到減肥健身之目的。

主穴 三焦俞穴、陽池穴、地機穴。

輔穴 天樞穴、豐隆穴、三陰交穴、命門穴、大腸俞穴。

灸法 隔薑灸。

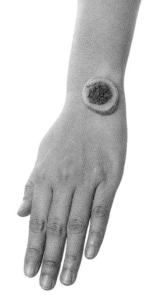

灸畢，在施灸部位塗抹正紅花油，一防皮膚灼傷；二可活血化淤。也在施灸前塗抹。

時間 隔薑灸以上穴位，每穴灸5至6壯，每日1次，1個月為1療程，療程中間可休息7天。

TIPS 特效簡便方
荷葉粥

原料：荷葉 1 張，大米 50 克，冰糖適量。
製法：荷葉洗淨煎湯，再用荷葉束加淘洗淨的大米、冰糖共同煮粥。
功效：適用於肥胖者食用。

三焦俞穴	陽池穴	地機穴	
			定位
在脊柱區，第一腰椎棘突下，後正中線旁開 1.5 寸	在腕後區，腕背側遠端橫紋上，指總伸肌腱的尺側緣凹陷中	在小腿內側，陰陵泉穴下 3 寸，脛骨內側緣後際	
			取穴
肚臍水平線與脊柱相交椎體處，往上推 1 個椎體，下緣旁開 2 橫指處	抬臂垂腕，由第四掌骨向上推至腕關節橫紋，可觸及凹陷處	先找到陰陵泉穴，直下量 4 橫指處	
			灸法
隔薑灸，5 至 6 壯	隔薑灸，5 至 6 壯	隔薑灸，5 至 6 壯	
			增效療法
用食指指端按揉 20 至 30 次	用另一手拇指拿捏 20 次	用拇指指腹著力拿捏 30 至 50 次	

豐胸

雀啄灸膻中穴、足三里穴、大椎穴等

症狀：胸部的豐挺美觀可以增加女性的自信，所以不少女性希望自己的胸部能夠完美挺拔，然而不少成年女性因為各種原因導致胸部發育不良，造成乳房平坦。

病因：平胸或者胸小的原因除了先天發育不良、遺傳因素外，有些是因為青春期時胸罩選擇不當而引起的。同時營養狀況、生活習慣、精神狀態等也會影響乳房的發育。

治則：胸為大氣之府，豐胸增乳首先要益氣升陽。而膻中穴作為整個經絡系統中氣之會穴，有著「上氣海」之美稱，可以益氣升陽；還可以再配以肝胃兩經之穴，如足三里穴、大椎穴、太衝穴等，可通陽活血、疏肝解鬱、促進血液循環。

主穴 膻中穴、足三里穴、大椎穴。
輔穴 太衝穴。
灸法 雀啄灸。
時間 雀啄灸以上穴位，每穴灸15分鐘左右。

TIPS 特效簡便方
黃豆豬蹄湯

原料：豬蹄2個，黃豆50克，蔥段、薑片、鹽、料酒各適量。
製法：將豬蹄放進鍋內煮沸，撇去浮沫，再加入黃豆、蔥段、薑片、料酒，轉小火繼續燉至豬蹄軟爛，揀去蔥段、薑片，加鹽調味。
功效：食用豬蹄可達到豐胸的效果。

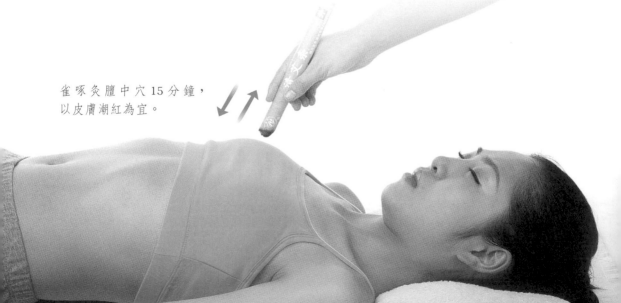

雀啄灸膻中穴15分鐘，以皮膚潮紅為宜。

膻中穴	足三里穴	大椎穴	
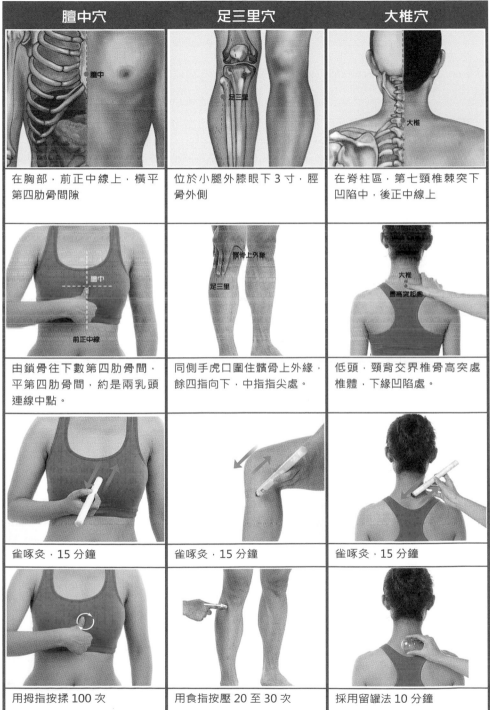			定位
在胸部，前正中線上，橫平第四肋骨間隙	位於小腿外膝眼下 3 寸，脛骨外側	在脊柱區，第七頸椎棘突下凹陷中，後正中線上	
			取穴
由鎖骨往下數第四肋骨間，平第四肋骨間，約是兩乳頭連線中點。	同側手虎口圍住髕骨上外緣，餘四指向下，中指指尖處。	低頭，頸背交界椎骨高突處椎體，下緣凹陷處。	
			炙法
雀啄灸，15 分鐘	雀啄灸，15 分鐘	雀啄灸，15 分鐘	
			增效療法
用拇指按揉 100 次	用食指按壓 20 至 30 次	採用留罐法 10 分鐘	

穴位速查

● 二畫

二間穴

【定位】在手指,第二掌指關節橈側遠端赤白肉際處。【取穴】自然彎曲食指,食指第三關節前緣,靠拇指側,觸之有凹陷處。

● 三畫

上巨虛穴

【定位】在小腿外側,犢鼻穴下 6 寸,犢鼻穴與解谿穴連線上。【取穴】坐位屈膝,足三里向下 4 橫指凹陷處。

上脘穴

【定位】在上腹部,肚臍中上 5 寸,前正中線上。【取穴】在上腹部,正中線上,肚臍中央向上 7 橫指處。

上廉穴

【定位】在前臂,肘橫紋下 3 寸,陽谿穴與曲池穴連線上。【取穴】先找到曲池穴、陽谿穴,兩者連線,曲池穴向下 4 橫指即是。

上關穴

【定位】在面部,顴弓上緣中央凹陷處。【取穴】正坐,耳屏往前 2 橫指,耳前顴骨弓上側凹陷處。

三陰交穴

【定位】在小腿內側,內踝尖上 3 寸,脛骨內側緣後際。【取穴】手四指併攏,小指下緣靠內踝尖上,食指上緣所在水平線與脛骨後緣交點處。

三焦俞穴

【定位】在脊柱區,第一腰椎棘突下,後正中線旁開 1.5 寸。【取穴】肚臍水平線與脊柱相交椎體處,往上推 1 個椎體,正中線旁開 2 橫指處。

下巨虛穴

【定位】在小腿外側,犢鼻下 9 寸,犢鼻穴與解谿穴連線上。【取穴】坐位屈膝,足三里向下 8 橫指凹陷處。

下脘穴

【定位】在上腹部,肚臍中上 2 寸,前正中線上。【取穴】在上腹部前,正中線上,肚臍中央向上 3 橫指處。

下廉穴

【定位】在前臂,肘橫紋下 4 寸,陽谿穴與曲池穴連線上。【取穴】先找到上廉穴,向下量 1 寸即是。

下關穴

【定位】在面部,顴弓下緣中央與下頜裂縫之間凹陷處。【取穴】閉口,食、中指併攏,食指貼於耳垂旁,中指指腹處。

大杼穴

【定位】在脊柱區,第 1 胸椎棘突下,後正中線旁開 1.5 寸。【取穴】低頭屈頸,頸背交界處椎骨高突向下推 1 個椎體,下緣旁開 2 橫指處。

大都穴

【定位】在足趾,第 1 蹠趾關節前下方赤白肉際凹陷中。【取穴】足大趾與足掌所構成的關節,前下方掌背交界線凹陷處。

大陵穴

【定位】在腕前區,腕掌側遠端橫紋中,掌長肌腱與橈側屈腕肌腱之間。【取穴】微屈腕握拳,在腕橫紋上,兩條索狀筋之間處。

大敦穴

【定位】在足趾,大趾末節外側,趾甲根角側後方 0.1 寸（指寸）。【取穴】坐位,大趾趾甲外側緣與下緣各作一垂線,其交點處。

大椎穴

【定位】在脊柱區,第七頸椎棘突下凹陷中,後正中線上。【取穴】低頭,頸背交界椎骨高突處椎體,下緣凹陷處。

大腸俞穴

【定位】在脊柱區，第四腰椎棘突下，後正中線旁開 1.5 寸。【取穴】兩側髂前上棘連線與脊柱交點，旁開 2 橫指處。

大橫穴

【定位】在下腹部，臍中旁開 4 寸。【取穴】肚臍水準旁開 5 橫指處。

子宮穴

【定位】在下腹部，肚臍中下 4 寸，前正中線旁開 3 寸。【取穴】肚臍直下 5 橫指，旁開 4 橫指處。

小腸俞穴

【定位】在薦骨區，橫平第一薦骨後孔，薦骨正中脊旁 1.5 寸。【取穴】兩側髂前上棘連線與脊柱交點，往下推 2 個椎體，旁開 2 橫指處。

● 四畫

天池穴

【定位】在胸部，第四肋骨間隙，前正中線旁開 5 寸。【取穴】仰臥，自乳頭沿水平線向外側旁開 1 橫指，按壓有酸脹感處。

天宗穴

【定位】在肩胛區，肩胛岡中點與肩胛骨下角之間的上 1 ／ 3 折點處。【取穴】以對側手，由頸下過肩，手伸向肩胛骨處，中指指腹所在處。

天泉穴

【定位】在臂前區，腋前紋頭下 2 寸，肱二頭肌的長、短頭之間。【取穴】曲肘仰掌，腋前紋頭直下 3 橫指，在肱二頭肌肌腹間隙中，按壓有酸脹感處。

天突穴

【定位】在頸前區，胸骨上窩中央，前正中線上。【取穴】仰臥，由喉結直下可摸到一凹窩，中央處。

天樞穴

【定位】在腹部，橫平臍中，前正中線旁開 2 寸。【取穴】仰臥，肚臍旁開 3 橫指，按壓有酸脹感處。

天谿穴

【定位】在胸部，第四肋骨間隙，前正中線旁開 6 寸。【取穴】仰臥，乳頭旁開 3 橫指處，乳頭所在肋間隙處。

太白穴

【定位】在蹠區，第一蹠趾關節近端赤白肉際凹陷中。【取穴】足大趾與足掌所構成的關節，後下方掌背交界線凹陷處。

太淵穴

【定位】在腕前區，橈骨莖突與舟狀骨之間，拇長展肌腱尺側凹陷中。【取穴】掌心向上，腕橫紋外側摸到橈動脈，其外側即是。

太衝穴

【定位】在足背，第一、第二蹠骨間，蹠骨底結合部前方凹陷中，或觸及動脈搏動。【取穴】足背，沿第一、第二趾間橫紋向足背上推，可感有一凹陷處。

太谿穴

【定位】在踝區，內踝尖與跟腱之間的凹陷中。【取穴】坐位垂足，由足內踝向後推至與跟腱之間凹陷處。

內關穴

【定位】在前臂前區，腕掌側遠端橫紋上 2 寸，掌長肌腱與橈側屈腕肌腱之間。【取穴】微屈腕握拳，從腕橫紋向上 3 橫指，兩條索狀筋之間處。

孔最穴

【定位】在前臂前區，腕掌側遠端橫紋上 7 寸，尺澤穴與太淵穴連線上。【取穴】手臂向前，仰掌向上，另一手握住前臂中段處。拇指指甲垂直下壓處。

心俞穴

【定位】在脊柱區，第五胸椎棘突下，後正

中線旁開 1.5 寸。【取穴】肩胛骨下角水準連線與脊柱相交椎體處，往上推 2 個椎體，正中線旁開 2 橫指處。

支正穴

【定位】在前臂後區，腕背側遠端橫紋上 5 寸，尺骨尺側與尺側腕屈肌之間。【取穴】曲肘，確定陽谷穴與小海穴位置，二者連線中點向下 1 橫指處。

支溝穴

【定位】在前臂後區，腕背側遠端橫紋上 3 寸，尺骨與橈骨間隙中點。【取穴】抬臂俯掌，掌腕背橫紋中點直上 4 橫指，前臂兩骨頭之間的凹陷處。

中府穴

【定位】在胸部，橫平第一肋骨間隙，鎖骨下窩外側，前正中線旁開 6 寸。【取穴】正立，雙手叉腰，鎖骨外側端下方有一凹陷，該處再向下 1 橫指處。

中注穴

【定位】在下腹部，肚臍中下 1 寸，前正中線旁開 0.5 寸。【取穴】仰臥，肚臍下 1 橫指，再旁開半橫指處。

中庭穴

【定位】在胸部，胸劍結合中點處，前正中線上。【取穴】胸部前正中線上劍胸結合部的凹陷處。

中渚穴

【定位】在手背，第四、第五掌骨間，第四掌指關節近端凹陷中。【取穴】抬臂俯掌，手背部第四、第 指指縫間掌指關節後可觸及一凹陷處。

中脘穴

【定位】在上腹部，肚臍中上 4 寸，前正中線上。【取穴】在上腹部，前正中線上，肚臍中央向上 5 橫指處。

中衝穴

【定位】在手指，中指末端最高點。【取穴】俯掌，在手中指尖端的中央。

中極穴

【定位】在下腹部，肚臍中下 4 寸，前正中線上。【取穴】在下腹部，前正中線上，肚臍中央向下兩個 3 橫指處。

中樞穴

【定位】在脊柱區，第十胸椎棘突下凹陷中，後正中線上。【取穴】兩側肩胛下角連線與後正中線相交處向下推 3 個椎體，下緣凹陷處。

少府穴

【定位】在手掌，橫平第五掌指關節近端，第四、第五掌骨之間。【取穴】半握拳，小指指尖所指骨縫間。

少海穴

【定位】在肘前區，橫平肘橫紋，肱骨內上髁前緣。【取穴】曲肘 90 度，肘橫紋內側端凹陷處。

少商穴

【定位】在手指，拇指末節橈側，指甲根角側旁開 0.1 寸（指寸）。【取穴】拇指伸直，另一手食、中指輕握，指甲角外側邊緣處。

少澤穴

【定位】在手指，小指末節尺側，距指甲根角側上方 0.1 寸（指寸）。【取穴】伸小指，沿指甲底部與指尺側引線交點處。

少衝穴

【定位】在手指，小指末節橈側，指甲根角側上方 0.1 寸（指寸）。【取穴】伸小指，沿指甲底部與指橈側引線交點處。

尺澤穴

【定位】在肘區，肘橫紋上，肱二頭肌腱橈側緣凹陷中。【取穴】手掌向上，肘微曲，肱二頭肌肌腱橈側緣的肘橫紋上。

手三里穴

【定位】在前臂，肘橫紋下 2 寸，陽谿穴與曲池穴連線上。【取穴】曲肘取穴，在肘橫

紋頭下 3 橫指處。

● 五畫

巨闕穴

【定位】在上腹部，肚臍中上 6 寸，前正中線上。【取穴】在上腹部，前正中線上，肚臍中央向上 8 橫指處。

申脈穴

【定位】在踝區，外踝尖直下，外踝下緣與跟骨之間凹陷中。【取穴】正坐垂足著地，外踝垂直向下可觸及一凹陷，按壓有酸脹感處。

四白穴

【定位】在面部，眼眶下方的凹陷處。【取穴】食指、中指伸直併攏，中指貼於兩側鼻翼，食指指尖所按凹陷處。

四神聰穴

【定位】在頭部，百會前、後、左、右各旁開 1 寸，共 4 穴。【取穴】先找百會穴，其前後左右各 1 橫指處，共 4 穴。

四瀆穴

【定位】在前臂後區，肘尖下 5 寸，尺骨與橈骨間隙中點。【取穴】先找到陽池穴，其與肘尖連線上，肘尖下 7 橫指處。

印堂穴

【定位】在頭部，兩眉毛內側端中間的凹陷中。【取穴】兩眉頭連線中點處。

外關穴

【定位】在前臂後區，腕背側遠端橫紋上 2 寸，尺骨與橈骨間隙中點。【取穴】抬臂俯掌，掌腕背橫紋中點直上 3 橫指，前臂兩骨頭之間的凹陷處。

● 六畫

百會穴

【定位】在頭部，前髮際正中直上 5 寸。【取穴】正坐，兩耳尖與頭正中線相交處，按壓有凹陷處。

地機穴

【定位】在小腿內側，陰陵泉下 3 寸，脛骨內側緣後際。【取穴】先找到陰陵泉，直下 4 橫指處。

列缺穴

【定位】在前臂，腕骨橈側遠端橫紋上 1.5 寸，拇短伸肌腱與拇長展肌腱間的凹陷中。【取穴】兩手虎口相交，一手食指壓另一手橈骨莖突上，食指尖到達處。

合谷穴

【定位】在手背，第二掌骨橈側的中點處。【取穴】食指、拇指併攏，肌肉最高點即是。

曲池穴

【定位】在肘區，尺澤穴與肱骨外上髁連線的中點處。【取穴】正坐，輕抬右臂，曲肘將手肘內彎，用另一手拇指下壓凹陷處。

曲泉穴

【定位】在膝部，膕橫紋內側端，半腱肌肌腱內緣凹陷中。【取穴】膝內側，屈膝時可見膝關節內側面橫紋端，其橫紋頭凹陷處。

曲骨穴

【定位】在下腹部，恥骨連合上緣，前正中線上。【取穴】在下腹部，正中線上，從下腹部向下摸到一橫著走行的骨性標誌上緣處。

曲澤穴

【定位】在肘前區，肘橫紋上，肱二頭肌腱的尺側緣凹陷中。【取穴】肘微彎，肘彎裡可摸到一條大筋，內側橫紋上可觸及凹陷處。

血海穴

【定位】在股前區，髕骨底內側端上 2 寸，股四頭肌內側頭的隆起處。【取穴】屈膝 90 度，手掌伏於膝蓋上，拇指與其他四指呈 45 度，拇指尖處。

行間穴

【定位】在足背，第一、第二趾間，趾蹼緣後方赤白肉際處。【取穴】坐位，在足背部第一、第二兩趾之間連接處的縫紋頭處。

至陰穴

【定位】在足趾，小趾末節外側，趾甲根角側後方 0.1 寸（指寸）。【取穴】足小趾外側，趾甲外側緣與下緣各作一垂線，其交點處。

至陽穴

【定位】在脊柱區，第七胸椎棘突下凹陷中，後正中線上。【取穴】兩側肩胛下角連線與後正中線相交處椎體，下緣凹陷處。

次髎穴

【定位】在薦骨區，正對第二薦骨後孔中。【取穴】俯臥，除拇指外，四指分別按於第一至第四薦骨椎棘突上，向外側移 1 橫指，中指位置即是。

耳門穴

【定位】在耳區，耳屏上裂縫與下頜骨髁突之間的凹陷中。【取穴】耳屏上緣的前方，張口有凹陷處。

● 七畫

肝俞穴

【定位】在脊柱區，第九胸椎棘突下，後正中線旁開 1.5 寸。【取穴】肩胛骨下角水準連線與脊柱相交椎體處，往下推 2 個椎體，正中線旁開 2 橫指處。

角孫穴

【定位】在頭部，耳尖正對髮際處。【取穴】在頭部，將耳廓折疊向前，找到耳尖，耳尖直上入髮際處。

志室穴

【定位】在腰區，第二腰椎棘突下，後正中線旁開 3 寸處。【取穴】肚臍水平線與脊柱相交椎體處，下緣旁開 4 橫指處。

肘髎穴

【定位】在肘區，肱骨外上髁上緣，髁上脊的前緣。【取穴】先找到曲池穴，向上量取 2 橫指處。

身柱穴

【定位】在脊柱區，第三胸椎棘突下凹陷中，後正中線上。

【取穴】兩側肩胛下角連線與後正中線相交處向上推 4 個椎體，下緣凹陷處。

足三里穴

【定位】在小腿外側，犢鼻穴下 3 寸，犢鼻穴與解谿穴連線上。【取穴】站位彎腰，同側手虎口圍住髕骨上外緣，餘四指向下，中指指尖處。

足五里穴

【定位】在股前區，氣衝穴直下 3 寸，動脈搏動處。【取穴】先取氣衝穴，直下 4 橫指處。

迎香穴

【定位】在面部，鼻翼外緣中點，鼻唇溝中。【取穴】鼻孔旁邊凹陷處。

● 八畫

秉風穴

【定位】在肩胛區，肩胛岡上窩中點。【取穴】手臂內收，天宗穴直上，肩胛岡上緣凹陷處。

命門穴

【定位】在脊柱區，第二腰椎棘突下凹陷中，後正中線上。【取穴】肚臍水平線與後正中線交點，按壓有凹陷處。

肩井穴

【定位】在肩胛區，第七頸椎棘突與肩峰最外側點連線的中點。【取穴】先找到大椎穴，再找到鎖骨肩峰端，二者連線中點處。

肩中俞穴

【定位】在脊柱區，第七頸椎棘突下，後正中線旁開 2 寸。【取穴】低頭，後頸部最突起椎體旁開 3 橫指處。

肩外俞穴

【定位】在脊柱區，第一胸椎棘突下，後正中線旁開 3 寸。【取穴】低頭，先找到第一胸椎棘突，旁開 4 橫指處。

肩貞穴

【定位】在肩胛區，肩關節後下方，腋後紋頭直上 1 寸。【取穴】正坐垂臂，從腋後紋

頭向上 1 橫指處。

肩髃穴
【定位】在肩峰前下方,肩峰與肱骨大結節之間凹陷處。【取穴】正坐,曲肘抬臂與肩同高,另一手中指按壓肩尖下,肩前呈現凹陷處。

肩髎穴
【定位】在三角肌區,肩峰角與肱骨大結節兩骨間凹陷中。【取穴】外展上臂,肩膀後下方凹陷處。

金門穴
【定位】在足背,外踝前緣直下,第五蹠骨粗隆後方,骰骨下緣凹陷中。【取穴】正坐垂足著地,腳趾上翹可見一骨頭凸起,外側凹陷處。

青靈穴
【定位】在臂前區,肘橫紋上 3 寸,肱二頭肌的內側溝中。【取穴】伸臂,確定少海穴與極泉穴位置,從少海沿兩者連線量 4 橫指處。

長強穴
【定位】在會陰區,尾骨下方,尾骨端與肛門連線的中點處。【取穴】在尾骨端下,尾骨端與肛門連線中點處。

承泣穴
【定位】在面部,眼球與眶下緣之間,瞳孔直下。【取穴】食指、中指伸直併攏,中指貼於鼻側,食指指尖位於下眼眶邊緣處。

承漿穴
【定位】在面部,頦唇溝的正中凹陷處。【取穴】正坐,頦唇溝正中按壓有凹陷處。

乳中穴
【定位】在胸部,乳頭中央。【取穴】胸部乳頭中央處。

乳根穴
【定位】在胸部,第五根肋間隙,前正中線旁開 4 寸。【取穴】拇指在乳房上,其餘四指在乳房下,食指貼於乳房邊緣,食指指

腹處。

委中穴
【定位】在膝後區,膕橫紋中點。【取穴】膝蓋後面凹陷中央的膕橫紋中點處。

● 九畫

肺俞穴
【定位】在脊柱區,第三胸椎棘突下,後正中線旁開 1.5 寸。【取穴】低頭屈頸,頸背交界處椎骨高突向下推 3 個椎體,正中線旁開 2 橫指處。

風市穴
【定位】在股部,膕橫紋上 7 寸,髂脛束後緣。【取穴】直立垂手揩,手掌併攏伸直,中指尖處。

風門穴
【定位】在脊柱區,第二胸椎棘突下,後正中線旁開 1.5 寸。【取穴】低頭屈頸,頸背交界處椎骨高突向下推 2 個椎體,下緣旁開 2 橫指處。

風府穴
【定位】在頸後區,枕外隆突直下,兩側斜方肌之間凹陷中。【取穴】沿脊柱向上,入後髮際上 1 橫指處。

風池穴
【定位】在頸後區,枕骨之下,胸鎖乳突肌上端與斜方肌上端之間的凹陷中。【取穴】正坐,後頭骨下兩條大筋外緣陷窩中,與耳垂齊平處即是。

後谿穴
【定位】在手內側,第五掌指關節尺側近端赤白肉際凹陷中。【取穴】握拳,小指掌指關節後有一皮膚皺襞突起,其尖端處。

俠白穴
【定位】在臂前區,腋前紋頭下 4 寸,肱二頭肌橈側緣處。【取穴】先找到天府穴,向下 1 橫指處。

神門穴

【定位】在腕前區，腕掌側遠端橫紋尺側端，尺側腕屈肌腱的橈側緣。【取穴】微握掌，另手四指握住手腕，屈拇指，指甲尖所到凹陷處。

神庭穴

【定位】在頭部，前髮際正中直上 0.5 寸。【取穴】正坐，從前髮際正中直上半橫指，拇指指甲中點處。

神闕穴

【定位】在臍區，臍中央。【取穴】在臍區，肚臍中央處。

胃俞穴

【定位】在脊柱區，第十二胸椎棘突下，後正中線旁開 1.5 寸。【取穴】肚臍水平線與脊柱相交椎體處，正中線旁開 2 橫指處。

俞府穴

【定位】在胸部，鎖骨下緣，前正中線旁開 2 寸。【取穴】鎖骨下可觸及一凹陷，在此凹陷中，前正中線旁開 3 橫指處。

● 十畫

氣海穴

【定位】在下腹部，肚臍中下 1.5 寸，前正中線上。【取穴】在下腹部，前正中線上，肚臍中央向下 2 橫指處。

氣海俞穴

【定位】在脊柱區，第三腰椎棘突下，後正中線旁開 1.5 寸。【取穴】肚臍水平線與脊柱相交椎體處，往下推 1 個椎體，正中線旁開 2 橫指處。

郄門穴

【定位】在前臂前區，腕掌側遠端橫紋上 5 寸，掌長肌腱與橈側屈腕肌腱之間。【取穴】微屈腕握拳，從腕橫紋向上 3 橫指，兩條索狀筋之間是內關穴，再向上 4 橫指處。

● 十一畫

帶脈穴

【定位】在側腹部，第十一肋骨游離端垂線與臍水平線的交點上。【取穴】腋中線與肚臍水平線相交處。

通里穴

【定位】在前臂前區，腕掌側遠端橫紋上 1 寸，尺側腕屈肌腱的橈側緣。【取穴】用力握拳，沿兩筋之間的凹陷，從腕橫紋向上 1 橫指處。

梁門穴

【定位】在上腹部，肚臍中上 4 寸，前正中線旁開 2 寸。【取穴】仰臥，取肚臍與胸劍連合連線的中點，再水準旁開 3 橫指處。

崑崙穴

【定位】在踝區，外踝尖與跟腱之間凹陷中。【取穴】正坐垂足著地，外踝尖與跟腱之間凹陷處。

章門穴

【定位】在側腹部，第十一肋骨游離端的下際。【取穴】正坐，曲肘合腋，肘尖所指處，按壓有酸脹感處。

商丘穴

【定位】在踝區，內踝前下方，舟骨結節與內踝尖連線中點的凹陷中。【取穴】足內踝前下方凹陷處。

商曲穴

【定位】在上腹部，肚臍中上 2 寸，前正中線旁開 0.5 寸。【取穴】仰臥，肚臍上 3 橫指處，再旁開半橫指處。

陰包穴

【定位】在股前區，髕骨底上 4 寸，股內肌與縫匠肌之間。【取穴】大腿內側，膝蓋內側上端的骨性標誌，直上 5 橫指處。

陰交穴

【定位】在下腹部，肚臍中下 1 寸，前正中線上，肚臍中央向下 1 拇指同身寸處即是。

【取穴】 膕橫紋頭與外踝尖連線上，中點向下1橫指，腓骨後緣處。

陰郄穴
【定位】在前臂前區，腕掌側遠端橫紋上0.5寸（指寸），尺側腕屈肌腱的橈側緣。【取穴】用力握拳，沿兩筋之間的凹陷，從腕橫紋向上量半橫指處。

陰陵泉穴
【定位】在小腿內側，脛骨內側髁下緣與脛骨內側緣之間的凹陷中。【取穴】拇指沿小腿內側骨內緣向上推，抵膝關節下，脛骨向內上彎曲凹陷處。

陰廉穴
【定位】在股前區，氣衝穴直下2寸。【取穴】先取氣衝穴，直下3橫指處。

魚際穴
【定位】在手外側，第一掌骨橈側中點赤白肉際處。【取穴】一手輕握另手手背，拇指指尖垂直下按第一掌骨中點肉際處。

● 十二畫

復溜穴
【定位】在小腿內側，內踝尖上2寸，跟腱的前緣。【取穴】先找到太谿穴，直上3橫指，跟腱前緣處，按壓有酸脹感處。

勞宮穴
【定位】在掌區，橫平第三掌指關節近端，第二、第三掌骨之間偏於第三掌骨。【取穴】握拳屈指，中指尖所指掌心處，按壓有酸痛感處。

滑肉門穴
【定位】在上腹部，肚臍中上1寸，前正中線旁開2寸。【取穴】仰臥，從肚臍沿前正中線向上量1橫指，再水準旁開3橫指處。

間使穴
【定位】在前臂區，腕掌側遠端橫紋上3寸，掌長肌腱與橈側屈腕肌腱之間。【取穴】微曲腕握拳，從腕橫紋向上4橫指，兩條索狀大筋之間處。

經渠穴
【定位】在前臂前區，腕掌側遠端橫紋上1寸，橈骨莖突與橈動脈之間。【取穴】伸手，掌心向上，用一手給另一手把脈，中指所在位置。

極泉穴
【定位】在腋區，腋窩中央，腋動脈搏動處。【取穴】上臂外展，腋窩頂點可觸摸到動脈搏動，按壓有酸脹感處。

厥陰俞穴
【定位】在脊柱區，第四胸椎棘突下，後正中線旁開1.5寸。【取穴】低頭屈頸，頸背交界處椎骨高突向下推4個椎體，下緣旁開2橫指處。

期門穴
【定位】在胸部，第六肋骨間隙，前正中線旁開4寸。【取穴】正坐或仰臥，自乳頭垂直向下推2個肋骨間隙，按壓有酸脹感處。

腎俞穴
【定位】在脊柱區，第二腰椎棘突下，後正中線旁開1.5寸。【取穴】肚臍水平線與脊柱相交椎體處，正中線旁開2橫指處

跗陽穴
【定位】在小腿後區，崑崙穴直上3寸，腓骨與跟腱之間。【取穴】平足外踝後方，向上4橫指，按壓有酸脹感處。

然谷穴
【定位】在足內側，足舟骨粗隆下方，赤白肉際處。【取穴】坐位垂足，內踝前下方明顯骨性標誌：舟骨，前下方凹陷處。

陽白穴
【定位】在頭部，眉上1寸，瞳孔直上。【取穴】正坐，眼向前平視，自瞳孔直上1橫指處。

陽池穴

【定位】在腕後區，腕背側遠端橫紋上，指伸肌腱的尺側緣凹陷中。【取穴】抬臂垂腕，背面，由第四掌骨向上推至腕關節橫紋，可觸及凹陷處。

陽谷穴

【定位】在腕後區，尺骨莖突與三角骨之間的凹陷中。【取穴】屈腕，在手背腕外側摸到兩骨結合凹陷處。

陽陵泉穴

【定位】在小腿外側，腓骨頭前下方凹陷中。【取穴】屈膝 90 度，膝關節外下方，腓骨小頭前下方凹陷處。

陽谿穴

【定位】在腕區，腕背側遠端橫紋橈側，橈骨莖突遠端，即「鼻煙窩」的凹陷中。【取穴】手掌側放，拇指伸直向上翹起，腕背橈側有一凹陷處。

溫溜穴

【定位】在前臂，腕橫紋上 5 寸，陽谿穴與曲池穴連線上。【取穴】先確定陽谿穴的位置，向上取 7 橫指處。

湧泉穴

【定位】在足底，曲足卷趾時足心最凹陷處。【取穴】卷足，足底前 1／3 處可見有一凹陷處，按壓有酸痛感處。

雲門穴

【定位】在胸部，鎖骨下窩凹陷中，肩胛骨喙突內緣，前正中線旁開 6 寸。【取穴】正立，雙手叉腰，鎖骨外側端下方的三角形凹陷處。

● 十三畫

脾俞穴

【定位】在脊柱區，第十一胸椎棘突下，後正中線旁開 1.5 寸。【取穴】肚臍水平線與脊柱相交椎體處，往上推 3 個椎體，正中線旁開 2 橫指處。

腹結穴

【定位】在下腹部，肚臍中下 1.3 寸，前正中線旁開 4 寸。【取穴】在肚臍中央下 1.3 寸，乳頭直下處。

照海穴

【定位】在踝區，內踝尖下 1 寸，內踝下緣邊際凹陷中。【取穴】坐位垂足，由內踝尖垂直向下推，至下緣凹陷處，按壓有酸痛感處。

腰俞穴

【定位】在薦骨區，正對薦骨管裂孔，後正中線上。【取穴】後正中線上，順著脊柱向下，正對薦骨管裂孔處。

腰陽關穴

【定位】在脊柱區，第四腰椎棘突下凹陷中，後正中線上。【取穴】兩側髂前上棘連線與脊柱交點處，可觸及一凹陷處。

● 十四畫及以上

膈俞穴

【定位】在脊柱區，第七胸椎棘突下，後正中線旁開 1.5 寸。【取穴】肩胛骨下角水準連線與脊柱相交椎體處，正中線旁開 2 橫指處。

僕參穴

【定位】在跟區，崑崙穴直下，跟骨外側，赤白肉際處。【取穴】崑崙穴垂直向下 1 橫指處。

膝陽關穴

【定位】在膝部，股骨外上髁後上緣，股二頭肌腱與髂脛束之間的凹陷中。【取穴】屈膝 90 度，膝上外側有一高骨，其上方有一凹陷處。

膝關穴

【定位】在膝部，脛骨內側髁的下方，陰陵泉穴後 1 寸。【取穴】即陰陵泉向後量 1 橫指，可觸及一凹陷處。

養老穴

【定位】在前臂後區，腕背橫紋上 1 寸，尺骨頭橈側凹陷中。【取穴】屈腕掌心向胸，沿小指側隆起高骨往橈側推，觸及一骨縫處。

橫骨穴

【定位】在下腹部，肚臍中下 5 寸，前正中線旁開 0.5 寸。【取穴】仰臥，摸到恥骨連合的上緣，再旁開半指處。

築賓穴

【定位】在小腿內側，太谿穴直上 5 寸，比目魚肌與跟腱之間。【取穴】先找到太谿穴，直上 7 橫指，按壓有酸脹感處。

膻中穴

【定位】在胸部，橫平第四肋骨間隙，前正中線上。【取穴】由鎖骨往下數第四肋骨間，平第四肋骨間，兩乳頭連線中點。

隱白穴

【定位】在足趾，大趾末節內側，趾甲根角側後方 0.1 寸（指寸）。

【取穴】足大趾趾甲內側緣與下緣各作一垂線，其交點處。

翳風穴

【定位】在頸部，耳垂後方，乳突下端前方凹陷中。【取穴】頭偏向一側，將耳垂下壓，所覆蓋範圍中的凹陷處。

環跳穴

【定位】在臀區，股骨隆起最高點與薦骨管裂孔連線上的外 1 / 3 與 2 / 3 交點處。【取穴】股骨隆起最高點與薦骨管裂孔作一直線，外 1 / 3 與內 2 / 3 的交點處。

豐隆穴

【定位】在小腿外側，外踝尖上 8 寸，脛骨前肌的外緣。【取穴】先找到條口穴，向後量 1 橫指，按壓有沉重感處。

歸來穴

【定位】在下腹部，肚臍中下 4 寸，前正中線旁開 2 寸。【取穴】仰臥，從恥骨連合上緣沿前正中線向上 1 橫指，再水準旁開 3 橫指處。

關元穴

【定位】在下腹部，肚臍中下 3 寸，前正中線上。【取穴】在下腹部，正中線上，肚臍中央向下 4 橫指處。

關元俞穴

【定位】在脊柱區，第五腰椎棘突下，後正中線旁開 1.5 寸。【取穴】兩側髂前上棘連線與脊柱交點，往下推 1 個椎體，旁開 2 橫指處。

關衝穴

【定位】在手指，第 4 指末節尺側，指甲根角側上方 0.1 寸（指寸）。【取穴】沿手無名指指甲底部與側緣引線的交點處。

犢鼻穴

【定位】在膝前區，髕韌帶外側凹陷中。【取穴】坐位，下肢用力蹬直，膝蓋下麵外側凹陷處。

懸樞穴

【定位】在脊柱區，第一腰椎棘突下凹陷中，後正中線上。【取穴】從命門穴沿後正中線向上推一個椎體，下緣凹陷處。

懸鐘穴

【定位】在小腿外側，外踝尖上 3 寸，腓骨前緣。【取穴】外踝尖直上 4 橫指處，腓骨前緣處。

蠡溝穴

【定位】在小腿內側，內踝尖上 5 寸，脛骨內側面的中央。【取穴】坐位，內踝尖垂直向上 7 橫指，脛骨內側凹陷處。

靈道穴

【定位】在前臂前區，腕掌側遠端橫紋上 1.5 寸，尺側腕屈肌腱的橈側緣。【取穴】仰掌用力握拳，沿兩筋之間的凹陷，從腕橫紋向上量 2 橫指處。

附錄：常用特效保健穴

三陰交穴

取穴	灸法	按摩

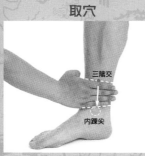 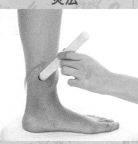 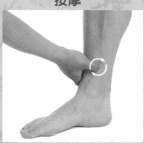

主治：脾胃虛弱、腹瀉、胃痛、經痛、月經失調、經血過多、小便不利、陽痿、失眠、糖尿病、更年期綜合症、白帶過多、前列腺炎、早洩等。

取穴：正坐或仰臥，脛骨內側面後緣，內踝尖直上 4 橫指。

灸法：迴旋灸，10 至 15 分鐘。

按摩：用拇指按揉三陰交穴 1 分鐘，兩側可同時進行。

血海穴

取穴	灸法	按摩

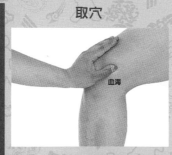 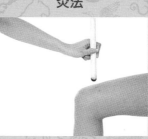 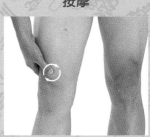

主治：腹脹、月經失調、經痛、貧血、皮膚搔癢、蕁麻疹、白斑、崩漏等。

取穴：屈膝 90 度，手掌伏於膝蓋上，拇指與其他四指呈 45 度，拇指指尖處。

灸法：迴旋灸，10 至 15 分鐘。

按摩：用拇指點按血海穴 10 至 20 次，力道由輕到重。

關元穴

取穴	灸法	按摩

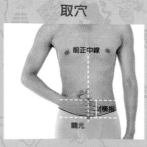 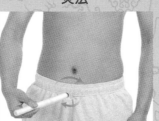 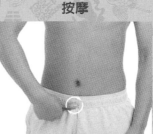

主治：虛胖浮腫、月經失調、經痛、遺精、陽痿、不孕不育、小兒發熱、白帶過多、腸胃疾患、脂肪肝等病症。

取穴：在下腹部，前正中線上，肚臍中央向下 4 橫指處。

灸法：迴旋灸，15 至 20 分鐘。

按摩：用拇指指腹按揉關元穴 50 至 100 次。

腎俞穴

取穴　　　　灸法　　　　按摩

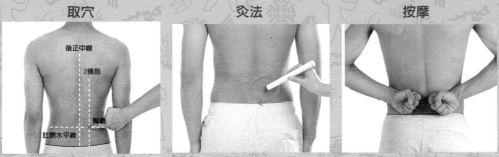

主治：遺精、陽痿、月經失調、小便不利、水腫、閉經等。
取穴：肚臍水平線與脊柱相交椎體處，下緣旁開約 2 橫指處。
灸法：迴旋灸，15 至 20 分鐘。
按摩：雙手握空拳，輕輕敲擊腎俞穴 100 次左右。

足三里穴

取穴　　　　灸法　　　　按摩

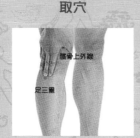
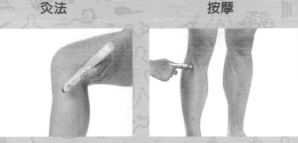

主治：胃痛、嘔吐、腹脹、腹瀉、便秘、高脂血症、頭暈、鼻塞、癲癇、半身不遂、脾胃虛弱、貧血等。
取穴：同側手虎口圍住髕骨上外緣，餘四指向下，中指指尖處。
灸法：溫和灸，20 至 30 分鐘。
按摩：用食指按壓足三里穴 20 至 30 次，以局部有較強的酸脹感為宜。

身柱穴

取穴　　　　灸法　　　　按摩

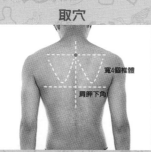
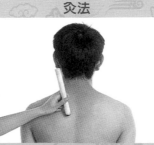
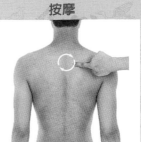

主治：氣喘、咳嗽、腰脊痛、神經衰弱、牛皮癬等。
取穴：兩側肩胛下角連線與後正中線相交處向上推 4 個椎體，下緣凹陷處。
灸法：溫和灸，15 至 20 分鐘。
按摩：用食指指尖揉按穴位，有刺痛的感覺，每次揉按 3 至 5 分鐘。

天樞穴

取穴　　　　　**灸法**　　　　　**按摩**

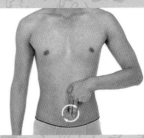

主治：嘔吐、腹脹、腸鳴、腹瀉不止、痢疾、便祕、口腔潰瘍、月經失調。
取穴：仰臥，肚臍旁開 3 橫指，按壓有酸脹感處。
灸法：迴旋灸，15 至 20 分鐘。
按摩：用食指、中指併攏按揉天樞穴 2 分鐘。

氣海穴

取穴　　　　　**灸法**　　　　　**按摩**

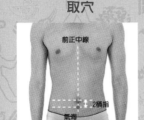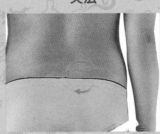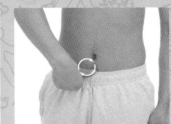

主治：遺精、陽痿、不孕、腰脊痛、下肢痿痺等。
取穴：下腹部，前正中線上，肚臍中央向下約 2 橫指處。
灸法：迴旋灸，15 分鐘。
按摩：食指、中指兩指併攏，按揉氣海穴 50 至 100 次。

長強穴

取穴　　　　　**灸法**　　　　　**按摩**

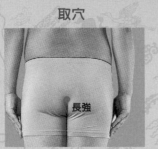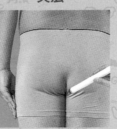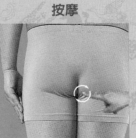

主治：泄瀉、便祕、血便、痔瘡、脫肛、女陰搔癢、陰囊濕疹等。
取穴：尾骨端下，尾骨端與肛門連線中點處。
灸法：雀啄灸，10 至 15 分鐘。
按摩：以食指用力揉按穴位，每天早晚各揉按 1 至 3 分鐘。

命門穴

取穴	灸法	按摩

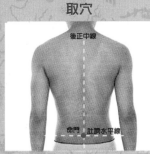

主治：遺精、陽痿、不孕、腰脊痛、下肢痿痹等。

取穴：肚臍水平線與後正中線交點，按壓凹陷處。

灸法：溫和灸，20 至 30 分鐘。

按摩：用拇指指腹按揉命門穴 100 次。

神闕穴

取穴	灸法	按摩

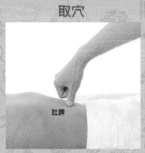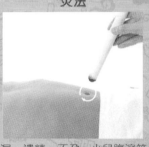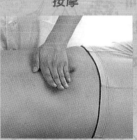

主治：腹瀉、腹脹、月經失調、崩漏、遺精、不孕、小兒腹瀉等。

取穴：在臍區，肚臍中央處。

灸法：迴旋灸，15 分鐘。

按摩：用手掌按揉肚臍。

大椎穴

取穴	灸法	按摩

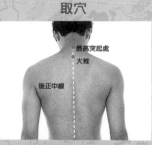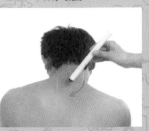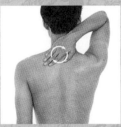

主治：感冒發熱、手足怕冷、頸椎症候群、扁桃體炎、痤瘡等。

取穴：低頭，頸背交界椎骨高突處椎體，下緣凹陷處。

灸法：雀啄灸，15 分鐘。

按摩：用手掌心按揉大椎穴 10 至 20 次，以溫熱感為宜。

一灸見效：古法艾灸的簡易袪病方

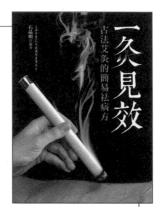

作　　者	石晶明
發 行 人	林敬彬
主　　編	楊安瑜
編　　輯	王艾維、林奕慈、林子揚
內頁編排	王艾維
封面設計	彭子馨（Lammy Design）
編輯協力	陳于雯、高家宏

出　　版	大都會文化事業有限公司
發　　行	大都會文化事業有限公司
	11051 台北市信義區基隆路一段 432 號 4 樓之 9
	讀者服務專線：（02）27235216
	讀者服務傳真：（02）27235220
	電子郵件信箱：metro@ms21.hinet.net
	網　　　址：www.metrobook.com.tw

郵政劃撥	14050529　大都會文化事業有限公司
出版日期	2014 年 10 月初版一刷、2017 年 04 月初版五刷
	2019 年 03 月二版一刷、2022 年 10 月三版一刷
定　　價	420 元
I S B N	978-626-96370-2-7
書　　號	Health⁺189

© 2013 石晶明 編著
◎本書由江蘇科學技術出版社／鳳凰漢竹授權繁體字版之出版發行。
◎本書如有缺頁、破損、裝訂錯誤，請寄回本公司更換。

國家圖書館出版品預行編目 (CIP) 資料

一灸見效：古法艾灸的簡易袪病方 / 石晶明 著.
-- 三版 . -- 臺北市：大都會文化，2022.10
224 面；17×23 公分

ISBN 978-626-96370-2-7（平裝）
1. 艾灸 2. 經穴

413.914　　　　　　　　　　　111013211

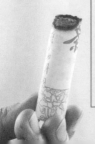

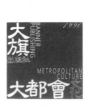